W0393693

1781

Julia Engelbrecht-Schnür
Britta Nagel

Wo bist du?

Demenz –
Abschied zu Lebzeiten

| Hoffmann und Campe |

Die Autoren danken der HAMBURGISCHEN BRÜCKE – Gesellschaft für private Sozialarbeit e. V., für die Unterstützung der Recherche.

Alle Fotos in diesem Buch stammen von Julia Engelbrecht-Schnür.

1. Auflage
Copyright © 2009 by
Hoffmann und Campe Verlag, Hamburg
www.hoca.de
Typografie und Satz:
Farnschläder & Mahlstedt, Hamburg
Gesetzt aus der Proforma
Druck und Bindung:
Memminger MedienCentrum
Printed in Germany
ISBN 978-3-455-50107-0

HOFFMANN
UND CAMPE

Ein Unternehmen der
GANSKE VERLAGSGRUPPE

Inhalt

Vorwort

Wer seine Mutter, seinen Vater oder seinen Ehepartner zum Arzt begleitet und dort die Diagnose »Demenz« hört, lebt von diesem Moment an in einem seelischen Ausnahmezustand. Unerträglich erscheint der Gedanke, dass der Mensch, der einem so nahe steht, einen jahrelangen, schleichenden geistigen Verfall erleiden muss, der zum Verlust der eigenen Persönlichkeit führt. So haben auch wir es empfunden – die eine als Tochter, die andere als Freundin –, als wir mit der Krankheit konfrontiert wurden.

Wir haben damals versucht, dem Gefühl der Ohnmacht entgegenzuwirken, indem wir so viele Informationen wie möglich über diese Krankheit sammelten. Wir wollten auf das, was auf uns zukommt, vorbereitet sein, wollten uns der Hoffnung hingeben, auf diese Weise Kontrolle über die Krankheit zu gewinnen – über eine Krankheit, die, wie wir feststellen mussten, unkontrollierbar ist. Doch die Lektüre all der medizinischen Ratgeber und wissenschaftlichen Artikel mit ihren ernüchternden Fakten bewirkte, dass die Angst vor diesem Abschied zu Lebzeiten nur noch zunahm.

Wie viele Angehörige rutschten wir in eine Art Isolation. Denn das Unbeschreibliche in der Auseinandersetzung mit Demenzkranken schafft eine Distanz. Welche Freundin oder welcher Freund kann schon verstehen, dass man keine Lust mehr hat, zu telefonieren, wenn man bis zu vierzig Mal am Tag von der demenzkranken Mutter angerufen wird? Uns wurde klar, dass sich jeder Angehörige eines Demenzkranken an bestimmten Punkten der Entwicklung so fühlen musste. Wir hätten uns gewünscht, von anderen Menschen zu hören, denen es ähnlich ergeht. Doch ein Buch, das die Situation der Angehörigen thematisiert, konnten wir nicht finden. Also entschlossen wir uns, es selbst zu schreiben. Die Recherchearbeit wurde zur unerwarteten Bereicherung für unser Leben.

In Deutschland gibt es vier Millionen Angehörige von Demenzkranken. Aufgrund des demographischen Wandels unserer alternden Gesellschaft wird es bald kaum noch eine Familie geben, die nicht von Demenz und deren häufigster Form, dem Morbus Alzheimer, betroffen ist. Schätzungen zufolge wird sich die Zahl von heute 1,2 Millionen Erkrankten in Deutschland im Jahr 2050 verdoppelt haben, zumal die Wissenschaft feststellt, dass die Altersgrenze für den Krankheitsausbruch sinkt. Dieses Buch möchte den Angehörigen eine Stimme geben, denn nicht nur das Leben des Kranken, sondern auch das der Töchter, Söhne und Partner ändert sich radikal.

Über einen Zeitraum von zwei Jahren haben wir einige von ihnen begleitet und erfahren, wie sie lernten, mit der Krankheit zu leben. Mit welcher schonungslosen Ehrlichkeit sich selbst gegenüber die Interviewten mit uns gesprochen haben, zeigt, dass die Demenz die Mitte unserer Gesellschaft erreicht hat und kein Tabuthema mehr ist.

Entstanden sind Reportagen, die weit über das Thema Demenz hinausgehen. Diese Porträts sind das Spiegelbild einer Generation, die der Babyboomer. Es sind die Kinder des Wirtschaftswunders, die wie keine Generation vor und nach ihr in Frieden und Wohlstand lebten und in unbeschwerter Ichbezogenheit ihrem Hedonismus frönen konnten. Nun wird sie gezwungen, ihre Selbstsucht angesichts der Hilfsbedürftigkeit ihrer Eltern in Frage zu stellen.

Bei unseren Gesprächen und Recherchen hat uns immer wieder erstaunt, mit welcher Offenheit vor allem unsere Generation über ihre Gefühle zu ihren Eltern angesichts dieser Krankheit spricht. Nicht immer verliefen die Beziehungen zu den Eltern leicht. In deren von der Härte der Nachkriegszeit und den Errungenschaften des Wiederaufbaus geprägten Leben waren bedingungslose Liebe und Zuwendung nicht so selbstverständlich wie Leistung, Wohlstand und Fortschritt. Respekt und Anerkennung wurde in vielen Familien höher gehalten als Nähe und Vertrauen. Wie sehr jedoch das friedvolle Altern und Sterben unserer Eltern von unserer Zuwendung abhängt, wird den meisten unserer Generation immer klarer. Oft entstehen späte Beziehungen voller Nähe und Vertrauen, die von beiden Seiten als besonders bereichernd empfunden werden.

Dieses Buch handelt von Menschen, die sich von ihren Eltern verabschieden mussten, bevor sie sich entschließen konnten, sie mit Zuwendung ans Lebensende zu begleiten. Stattdessen werden sie konfrontiert mit der Machtlosigkeit gegenüber einer Krankheit, die ihre Mütter und Väter unaufhaltsam entfremdet. Aus geachteten Eltern werden hilflose Schützlinge. Neben dem Verlust, dem Abschied zu Lebzeiten, der aufreibenden Pflege und dem erzwungenen Rollentausch berichten die Kinder ebenso wie Enkel und Ehepartner in diesem Buch aber auch von der Stärke und der Selbstüberwindung, die sie im Umgang mit Demenz erlernt haben. Sie berichten, wie es ihnen gelang, an der Krankheit vorbei zu lieben und nicht dem Schock der Diagnose, nicht der Angst vor der Fremdheit zu erliegen. Sie erzählen, wie sie sich auf die Suche machten nach der verschütteten Persönlichkeit, dem seelischen Empfinden ihrer Väter, Mütter, Großeltern und Partner, um die Spuren des Menschen im Chaos seines Seins zu finden.

Da ist der erfolgreiche Börsenmakler, der in London Millionen verdient hatte und sein bisheriges Leben aufgibt, als seine Mutter erkrankt. Er zieht zurück zu ihr nach Deutschland und gründet eine Demenzstiftung. Da ist die Tochter, die sich mit zwanzig vom ungeliebten Vater losgesagt hatte und schließlich doch die Einzige in der Familie ist, die sich seiner annimmt, als er erkrankt. Und da ist der Sohn, der nicht mehr darauf gehofft hatte, die Kälte, die zwischen ihm und seinem Vater herrschte, zu überwinden. Erst durch die Krankheit nähern Vater und Sohn sich an; der autoritäre Vater wird für den Sohn menschlich, weil er zum ersten Mal Gefühle zeigt. Wäre die Krankheit nicht gewesen, so das Resümee des Sohnes, hätte es wohl nie eine Annäherung zwischen ihnen gegeben.

Den Angehörigenreportagen sind Porträts führender deutscher Alzheimerspezialisten zur Seite gestellt. In Einem sind sich die Molekularbiologen, Gerontologen, Psychiater und Pflegewissenschaftler einig: In absehbarer Zeit wird es kein Heilmittel gegen die Demenzen geben. Bis dahin bleibt das entscheidende Medikament für die Kranken Liebe und Zuwendung. Demenz also als Chance, die Vereinzelung unserer Gesellschaft aufzubrechen? Der Schriftsteller Arno Geiger, dessen Vater an Demenz erkrankt ist, schreibt: »Da mein Vater nicht mehr über die Brücke in meine Welt gelangen kann, muss ich hinüber zu ihm.«

Kein Angehöriger ist frei von der Angst, eines Tages selbst der mentalen Verdunkelung anheim zu fallen. Aber ist es wirklich die Furcht vor der Krankheit als vielmehr die Panik des Ausgeliefertseins, die uns lähmt? Da bleibt nur die Hoffnung, dass es auch in Zukunft so engagierte Pfleger wie Frank Lessow gibt. Denn es ist kaum zu erwarten, dass unsere Kinder diese gewaltige pflegerische Aufgabe allein bewältigen können. Die Schuldgefühle, die alle Angehörigen quälen, wenn sie ihren Nächsten in die Obhut eines Heims geben, werden hoffentlich der Vergangenheit angehören.

Nicht alle Gespräche und Begegnungen können in diesem Buch veröffentlicht werden. In manchen Fällen ist der Schmerz über den Verlust des Nächsten und das Entsetzen über die zerstörerische Macht der Krankheit zu gewaltig, so auch bei dem Vater einer jungen Frau, die an der sehr seltenen und erblichen Frontotemporal-Demenz leidet, sowie bei der Freundin einer Erkrankten, die ihre drei Kinder nicht mehr erkennt. Wir danken auch ihnen für das Vertrauen und die Zeit, die sie uns gewidmet haben.

Wir hoffen, mit diesem Buch all denen zu helfen, die in einer ähnlichen Situation wie wir die Erfahrungen anderer brauchen. Denn solange die Demenzen unheilbar sind, bleibt uns nur die menschliche Zuwendung und das Gespräch, um den Betroffenen Kraft und Zuversicht zu geben.

Flucht ins Vergessen

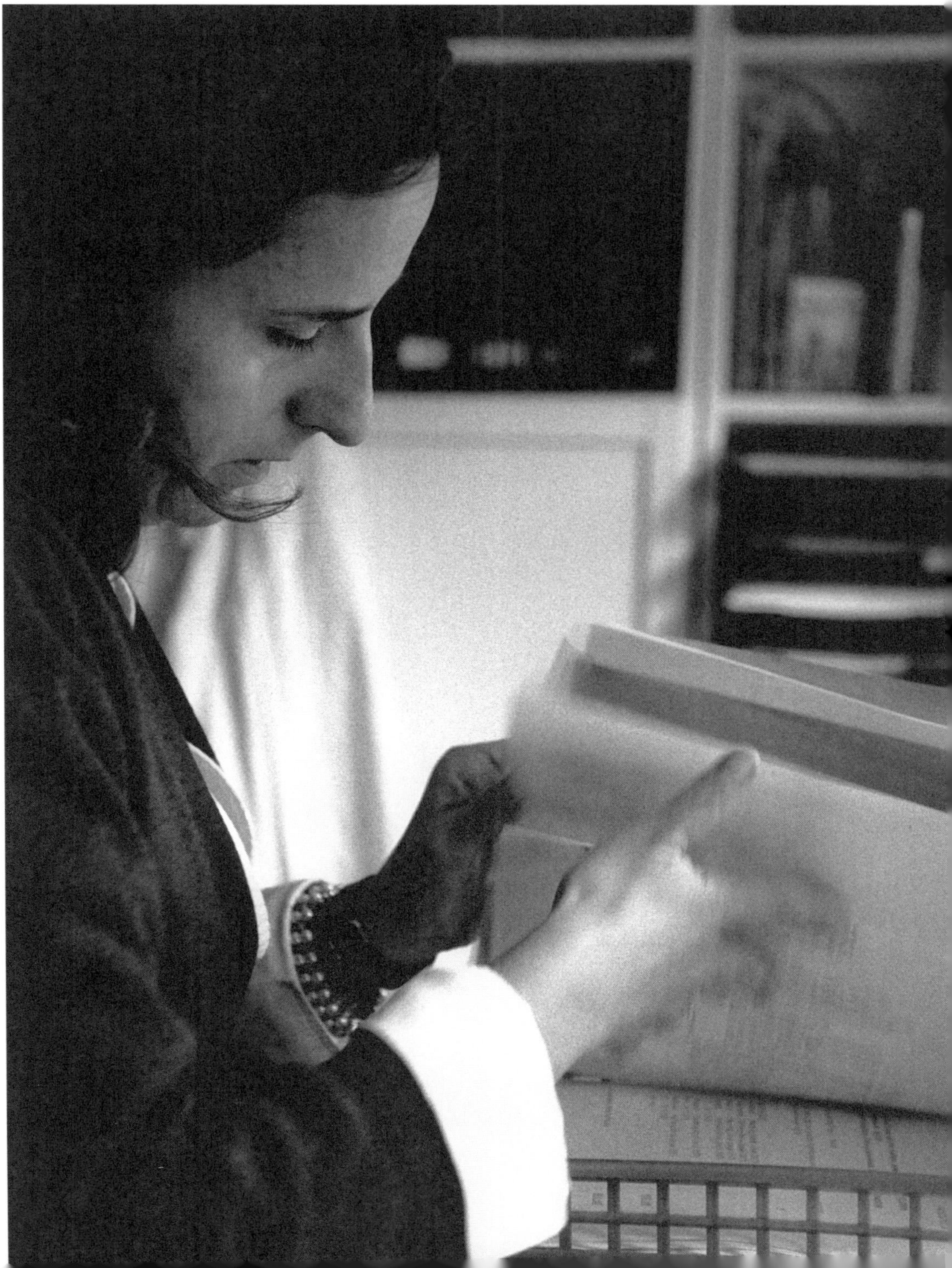

Das Leben eines Menschen ist sein Charakter.

Johann Wolfgang von Goethe

O es ist süß, so aus der Schale der Vergessenheit zu trinken.

J.C.F. Hölderlin, *Hyperion*

Heute weiß sie, dass es eine der größten Herausforderungen ihres Lebens war. Sie hat sie bewältigt. Und sie weiß, dass sie an dieser Aufgabe gereift ist, dass die Zeit für ihre Persönlichkeit, für ihr Verständnis vom Leben und von der Familie wichtig war. Sie kann jetzt aussprechen, was damals auszudrücken ihr nicht möglich war. Damals, als alles begann, als sie die dumpfe Ahnung beschlich, ihr Vater leide nicht bloß an massiver Verdrängung.

Wenn Gudrun von Wedel heute zu ihrem Vater ins Heim fährt, ist sie so heiter und gelassen, wie sie früher war, bevor die Diagnose der Ärzte sie in einen Taumel aus Angst, Erschöpfung und Wut zog. Fünfzig Minuten dauert die Fahrt zu einem Mann, der ihr viel verdankt – und es nicht weiß. Es ist der Weg zu einem Mann, der vor drei Jahren begann, nicht nur ihr Leben zu bestimmen, sondern auch ihre Gedanken und ihre Gefühle.

»Meine Brüder lebten im Ausland, ich aber wohnte seit einigen Jahren ganz in seiner Nähe und war nun als einziges seiner Kinder direkt mit seinem körperlichen und geistigen Niedergang konfrontiert. Ausgerechnet ich – welche Ironie des Schicksals – war jetzt als einziger Mensch da, um ihm zu helfen, ihn zu pflegen, ihm nahe zu sein. Ausgerechnet ich, die ich mich nach der Schule von ihm voller Enttäuschung abgewandt hatte, weil er sich nicht um unsere Ausbildung, unser Studium, unsere Zukunft kümmerte. Es war furchtbar, mitansehen zu müssen, wie dieser Mann, mein Vater, nun ungepflegt und völlig überfordert von seinem Leben und seiner Umwelt durch sein Haus irrte. Er konnte sich nicht mehr selbst versorgen, geschweige denn einen Überweisungsträger ausfüllen«, erinnert sich die Mutter von drei Kindern.

Haufenweise ungeöffnete Post hatte sie damals im Keller der väterlichen Villa entdeckt, unzählige unbezahlte Rechnungen und ungelesene Mahnungen, die ihr Vater über Jahre aus seinem Bewusstsein verdrängt und in Wäschekörbe geworfen hatte – einfach vergessen.

Als der Strom und das Telefon eines Tages abgestellt wurden, offenbarte sich nicht nur die geistige Zerrüttung ihres damals 77-jährigen Vaters, sondern auch der finanzielle Abgrund, an dem der einst so vermögende Unternehmer nun stand, unfähig, die Konsequenz des Absturzes wahrzunehmen. Die heimtückische Macht der Demenz hatte ihn bereits um den Verstand gebracht.

Aber für seine Tochter waren die folgenden Monate geprägt von schlaflosen Nächten und großer Sorge. Die Vormittage verbrachte sie auf Ämtern und Behörden, bei Steuerberatern, Gerichten oder bei ihrem Vater, der nicht mehr in der Lage war, Antworten zu geben auf all ihre Fragen. Er hatte ein Chaos hinterlassen wie die Lästigkeit einer unaufgeräumten Küche nach einem festlichen Abendessen.

Die mühevolle Durchsicht der ungeordneten Papierberge brachte nur wenig Licht ins Dunkel des finanziellen Ruins. Dem Offenbarungseid folgte die notarielle Vollmacht. Sie wurde ausgestellt zwei Tage vor ihrem vierzigsten Geburtstag.

»Damit war mein Vater entmündigt. Mein Vater, der zeit seines Lebens rigoros mit anderen Menschen verfahren war, gnadenlos über seine Kinder verfügt hatte, von dem sich Freunde und Nachbarn abgewandt hatten, stand nun in meiner Obhut und war zum Sozialfall geworden. Aber ich konnte mich nicht lange aufhalten mit dieser Idiotie, dieser Frustration, dass ausgerechnet ich für ihn da sein musste.«

Es begann eine Zeit, in der sich die Modedesignerin mit ihrem Vater sowohl körperlich als auch seelisch auf eine Art auseinandersetzen musste, die für sie oft die Grenze des Erträglichen überschritt. Die Bedürftigkeit des Vaters bescherte ihrer Beziehung plötzlich eine Intimität, die sie anfangs nur widerstrebend zulassen konnte.

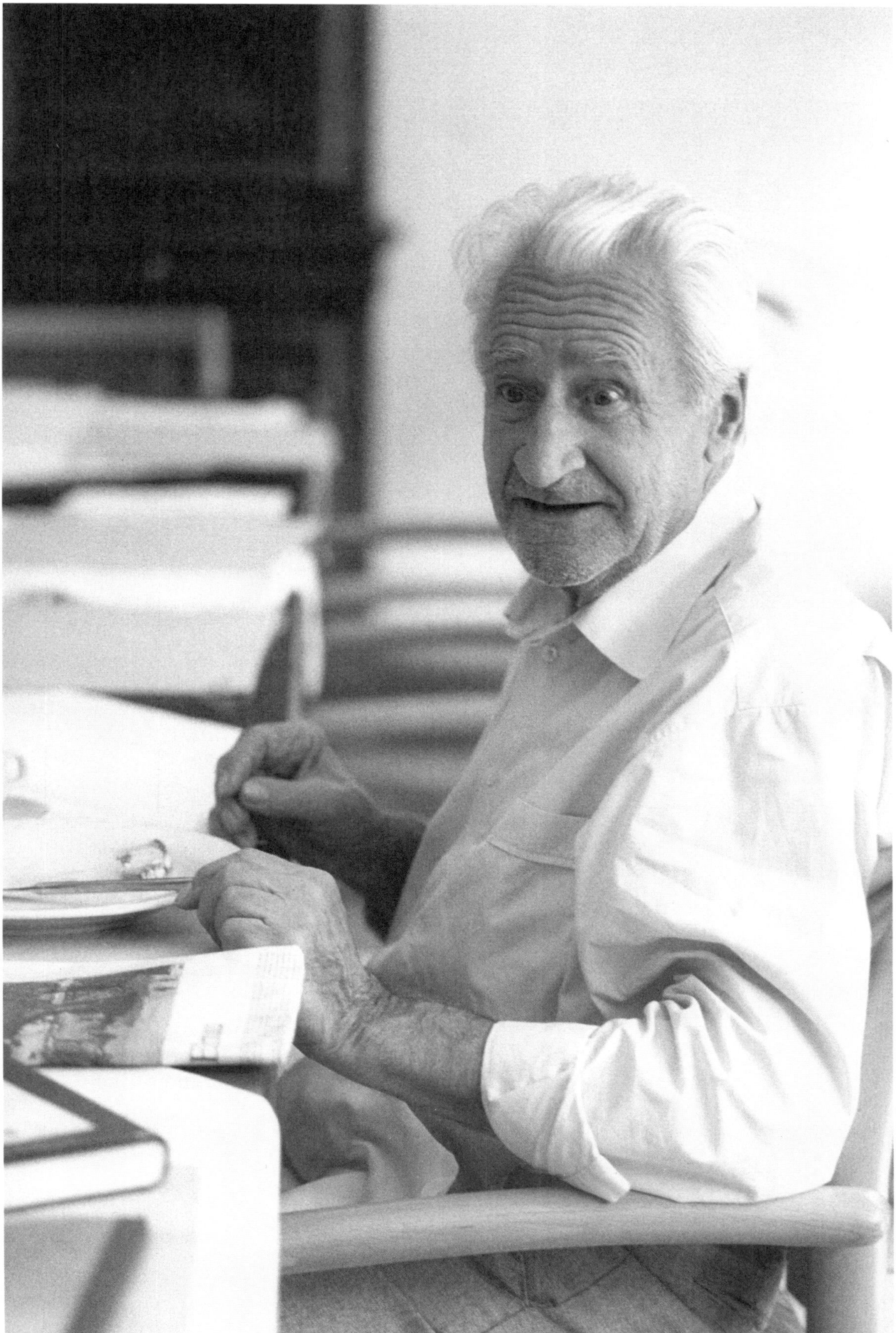

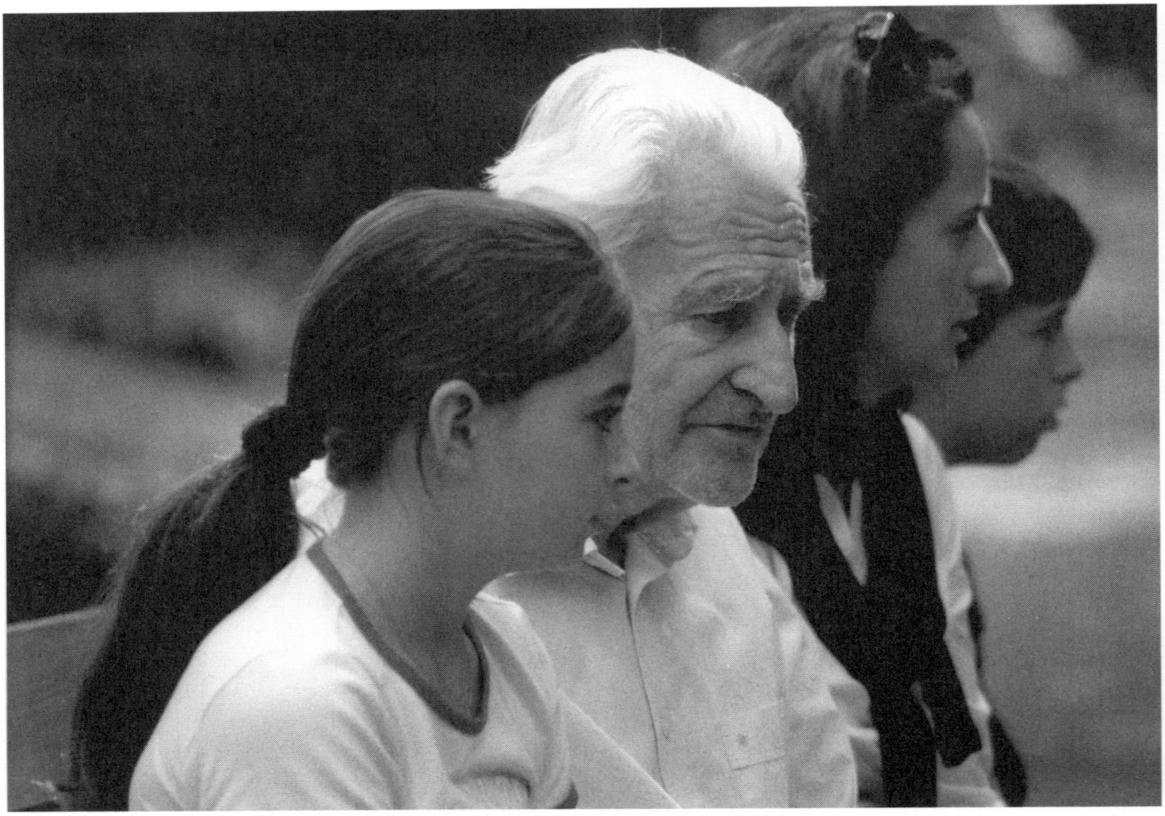

»Das war schwer. Auf Knien und weinend flehte er mich an, nicht aus dem Haus ausziehen zu müssen. In seinem Irrsinn schloss er noch einen Kaufvertrag für ein Auto im Wert von 14 000 Euro ab, Geld, das er schon lange nicht mehr hatte. Dann handelte er sich eine Anzeige wegen Beleidigung im Straßenverkehr ein. Erklären Sie mal einem Beamten, dass Ihr Vater nicht schuldfähig ist. Das sind Situationen, in denen ich manchmal glaubte, selbst den Verstand zu verlieren.«

Die Sorge um den Vater bestimmte ihren Alltag, ihre Gedanken am Tage und ihre Träume in der Nacht. Der dominante Vater ihrer Kindheit, von dem sich die Mutter getrennt hatte, als Gudrun ein Teenager war, der charismatische Unternehmer und rücksichtslose Machtmensch hatte sich innerhalb nur weniger Monate in einen schutz- und hilfebedürftigen Greis verwandelt. Damit die notwendige Betreuung und Zuwendung überhaupt möglich waren, musste Gudrun sich von ihrer Ablehnung des Vaters und ihrer Enttäuschung und Wut über ihn lösen und in sich Raum schaffen für andere Gefühle. Das waren Gefühle, die sie ihm gegenüber schon sehr lange nicht mehr empfunden hatte: Zuneigung, Mitleid und Nächstenliebe.

Aber es gab auch Momente, da wollte sie ihrem Vater all ihre Wut und Enttäuschung ins Gesicht schreien, ihn mit dem Schmerz konfrontieren, den sie als junger Mensch durch sein Verhalten nach der Scheidung der Eltern erfahren hatte.

Doch dafür war es nun zu spät. Es kam nichts mehr an. Ihr Vater war bereits im freien Fall des Vergessens und blickte mit kindlicher Naivität in eine Welt, die er nicht mehr erkannte. Seine Tochter war jetzt der einzige Mensch, der ihm Orientierung gab.

»Die Tatsache, dass ich ihn mental fast nicht mehr erreichen konnte, hat viel Kraft gekostet. Hinzu kam die zermürbende Auflösung seines Hausstandes, die Gespräche mit den Banken, mit meinen Brüdern, den Gläubigern, Versicherungen und Neurologen. Heute erscheint es mir unerklärlich, wie ich das alles neben meinem Job, meinen Kindern, ihren Schulaufgaben und dem Haushalt geschafft habe. Es war so unbeschreiblich schwer zu akzeptieren, dass er es mir überlassen hatte, für seinen wirtschaftlichen Ruin einzustehen. Immerhin hatte er das gesamte Familien- und Firmenerbe durchgebracht. Mein Mann hat mich sehr unterstützt, aber auch er war fassungslos. Schließlich waren wir finanziell beide betroffen. Das Sozialamt wollte von meinem Mann die letzten drei Bilanzen seiner Firma sehen, Steuererklärungen, Mietunterlagen, jedes Firmendarlehen. Alle zwei Jahre sind wir seitdem in der Prüfung. Anders als meine Brüder, die im Ausland nicht belangt werden können.«

Aber mit den Widrigkeiten steuerlicher Bestimmungen will sich Gudrun nicht aufhalten. Vielmehr beschäftigt sie eine Frage, nämlich inwieweit sich ein Mensch, dessen Charakter stets von Realitätsferne, Verdrängung und Wahrnehmungsstörung geprägt war, im Alter in die Demenz flüchten kann. Anstatt sich mit der Realität seines Lebens auseinanderzusetzen, mutmaßt sie, zieht er sich als Schutz vor dem schmerzhaften Erkennen in die mentale Verdunkelung zurück.

»Natürlich kann man die Krankheit als ein grausames Schicksal ansehen, als eine von Gott gewollte Strafe, für die man Mitleid und Bedauern empfinden sollte. Bei meinem Vater habe ich jedoch manchmal das Gefühl, dass es ihm durch sie gelungen ist, sich galant aus der Affäre zu ziehen. So, wie er es eben immer tat. Er steht am Ende seines Lebens vor einem riesigen Scherbenhaufen. Aber sich die Fehler einzugestehen, das kann er nicht. Da ist er eben verrückt geworden.«

Vielleicht ist es ihre konservative Erziehung, ihr Glaube oder ihr Familiensinn, die ihr die Stärke geben, ihren Vater regelmäßig zu besuchen, zu Ausflügen abzuholen, seine Strickjacke in die Reinigung zu bringen und immer wieder die Kinder zu motivieren, mitzukommen zu ihrem Großvater ins Heim.

»Ich hätte wahrlich Grund zu denken, jetzt ist er gut untergebracht, was soll ich mich noch weiter um ihn kümmern. Aber das schaffe ich nicht. Mir ist wichtig, unseren Kindern zu zeigen, wie man unerschrocken und liebevoll mit diesem verwirrten Großvater umgeht. Sie erfahren Mitmenschlichkeit und auch Disziplin in der Fürsorge der kranken oder auch schwierigen Eltern. Außerdem glaube ich ganz tief, dass beim Sterben noch einmal sichtbar wird, was wir menschlich für unser Dasein getan oder eben vermieden haben.«

Im Frühstücksraum der Demenzstation erklingt Musik von Mozart. Der Mann mit dem weißen Haar füllt langsam drei Löffel Zucker in das Glas mit dem Orangensaft. Neben dem Erinnerungsvermögen und der Denkfähigkeit hat er mittlerweile auch den Geschmackssinn

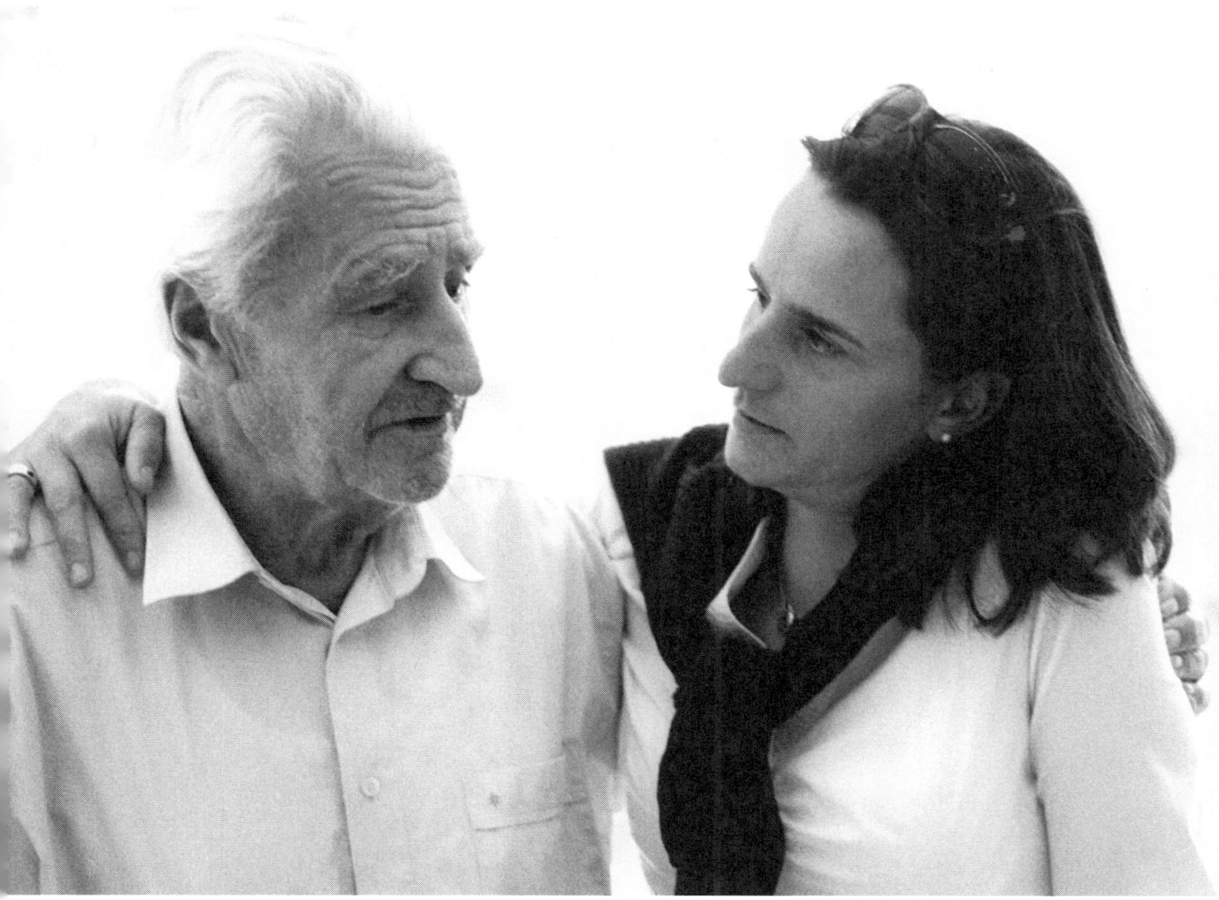

fast verloren; nur Süße kann er noch schmecken. Als Nächstes wird sein Geruchssinn verschwinden. Seit einigen Tagen findet er sein Zimmer nicht mehr. Er muss hingeführt werden. Noch verraten ihm die Fotos neben seinem Bett, wer die abgebildeten Personen sind – es sind seine Eltern.

Schon acht Mal ist Gudruns Vater weggelaufen, scheinbar ziellos ist er herumgeirrt, Bus gefahren. Vermutlich spricht er Passanten an. Wer ihn nicht kennt, wundert sich über diesen merkwürdigen alten Mann. Bisher kam er immer zurück. Wenn er spätabends irgendwo von der Polizei aufgegriffen wird, verrät der Heimausweis in seiner Brieftasche, wohin er gehört.

Um seine Unruhe zu drosseln, wurde die Tagesdosis an Psychopharmaka zunächst erhöht. »Durch die höhere Dosis verlor er jeden Funken seiner Persönlichkeit, starrte nur noch apathisch vor sich hin. Das ist jetzt anders. Wir konnten die Tabletten nach und nach wieder reduzieren. Natürlich kommen nun wieder mehr Emotionen hervor, die sonst medikamentös weggedrückt werden. Aber ich habe vor diesen Gefühlen keine Angst, auch wenn ein großer Teil negativ ist. Ich versuche vielmehr, hinter diesen Ausbrüchen sein Gemüt und seinen Charakter zu erkennen. Aber das erfordert verdammt viel Hingabe.«

Dann beugt sie sich über den Tisch zu ihrem Vater und fragt: »Möchtest du noch Kaffee?«

Er sagt: »Was will ich?«

Die Sonne scheint durch die Kiefernzweige in den Frühstücksraum. Auf der Tischdecke entsteht ein wirres Muster aus Licht und Schatten.

Weil ich ihn so nicht kannte

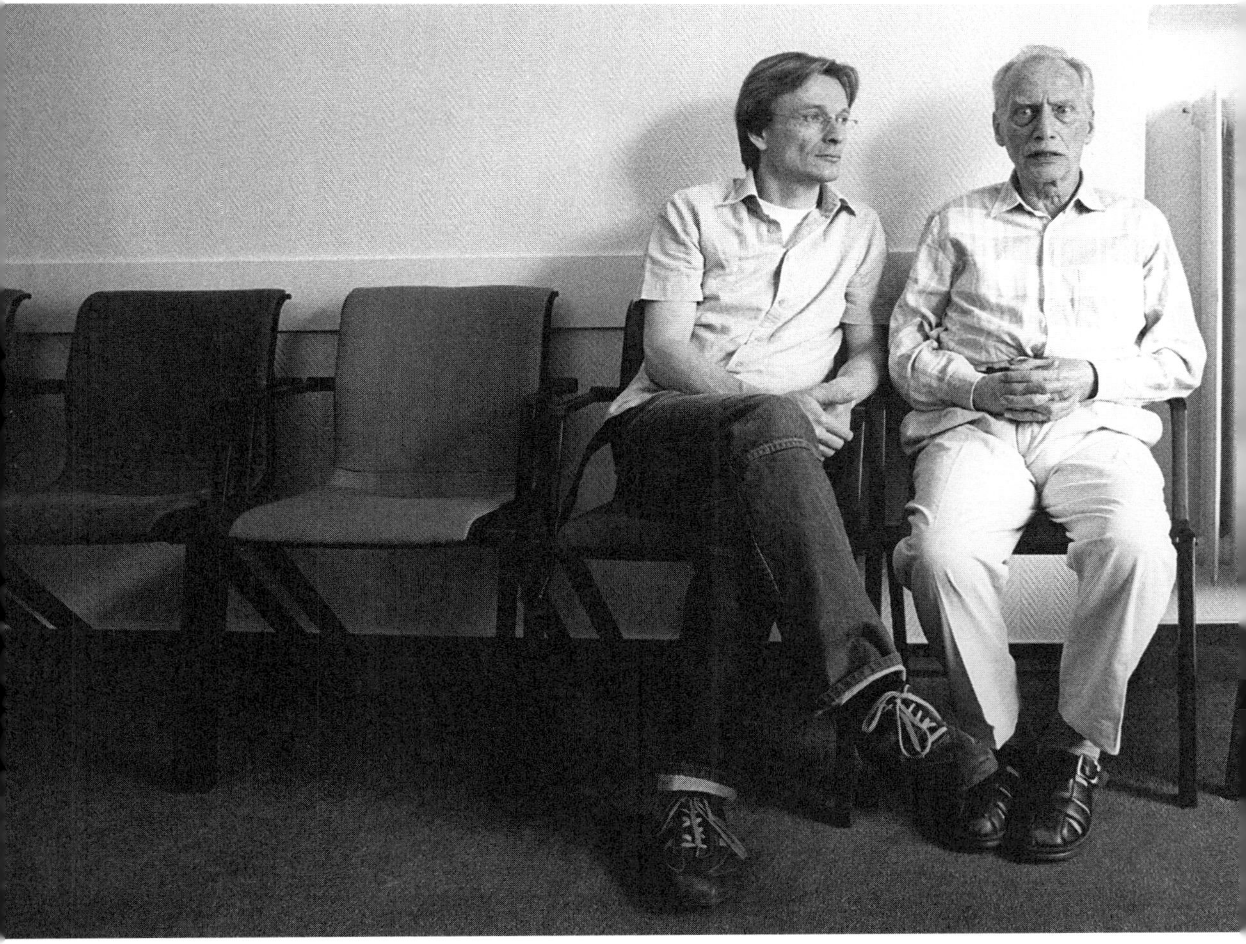

Es ist wichtig, dass man sich dessen bewusst wird, wie viel vom eigenen Glück mit dem Glück anderer zu tun hat. Es gibt kein individuelles Glück, das von dem anderer unabhängig wäre.

Der XIV. Dalai Lama

Es gibt Situationen, in denen Bernd Hartmann sich fragt, ob es die richtige Entscheidung war. Doch schon im nächsten Moment schiebt er diese Gedanken wieder weg. Er will nicht zweifeln. An seiner Entschlusskraft hängt das Leben seines Vaters, so wie es ist.

Die Wände sind makellos weiß, das Parkett hat noch keine Kratzspuren, die Jalousien sind heruntergelassen. Draußen gehen Nachbarn durch eine Wohnanlage, die vor kurzem fertiggestellt wurde. Der Sohn zeigt auf die extrabreiten Zimmertüren, auf die neuen Haltegriffe im gefliesten Bad, die barrierefreie Dusche und den umgerüsteten Rollstuhl mit Alarmknopf, Lautsprecheranlage und Telefontasche. Er führt die Besucher hinaus auf die kleine Terrasse. Ein dicht gepflanzter Ring von Thujabüschen schützt vor unerwünschten Blicken. Bald wird der Sohn noch eine Rampe konstruieren, damit sein Vater ohne Hilfe aus dem Raucherzimmer auf die Terrasse rollen kann.

Bernd Hartmann tut alles, damit sein Vater nicht in ein Heim kommt. Denn er weiß, dass schon der Gedanke daran seinem Vater unerträglich ist, seit dieser erleben musste, wie die eigene Mutter nach einer Odyssee durch vier solcher Einrichtungen in einem Pflegeheim starb. Das Bemühen, dem Vater das Leben in der Wohnung zu erhalten, ist weniger ein Versprechen als vielmehr der Versuch eines Sohnes, dem Wunsch des Vaters nachzukommen.

Neun Wohnungen hatte der 46-jährige Marketingfachmann und Student der Geographie vor drei Jahren besichtigt auf der Suche nach einem neuen Zuhause für seinen Vater. Der Witwer lag damals wegen einer Lungenentzündung im Krankenhaus. Die Zeit drängte.

»Ich war sehr erleichtert, als die Ärzte meinem Vater mit Nachdruck erklärten: ›In Ihrem Zustand können Sie nicht in die alte Wohnung zurück.‹« Der Sohn, ein schmaler, asketisch wirkender Mann, war froh, sich hinter der Entscheidung der Ärzte verschanzen zu können. Ihm allein hätte die Kraft gefehlt, sich dem Willen des damals 74-jährigen Vaters zu widersetzen; das hätte eine Umkehrung ihres Verhältnisses bedeutet. Einen Rollentausch hätte sich Bernd Hartmann damals noch nicht vorstellen können. Zu fest zementiert schien die Dominanz des Vaters, dessen patriarchalische Strenge all die Jahre zuvor das Familienleben bestimmt hatte.

Schon lange bevor der pensionierte Betriebswirt wegen einer Lungenentzündung ins Krankenhaus kam, war er körperlich hinfällig gewesen. Er konnte nur noch wenige Schritte selbstständig gehen, war in seiner Wohnung immer wieder gestürzt und bereits auf eine Gehhilfe angewiesen. Die steilen Treppen zum Schlafzimmer und in den Keller wurden zu unüberwindlichen Hürden.

Wie es typisch für das Verhalten vieler Demenzkranker ist, war es dem disziplinierten alten Mann lange Zeit gelungen, die Krankheit zu vertuschen – sogar vor der eigenen Familie. Dass die Demenz erst bei seinem Krankenhausaufenthalt und nicht schon viel früher diagnostiziert wurde, lag vor allem an ihrem ungewöhnlichen Krankheitsverlauf. Anders als bei den meisten Demenzerkrankungen ließen in diesem Fall nicht zuerst die Denkfähigkeit und das Sprechvermögen nach, sondern die motorischen Fähigkeiten.

Die Pflegerin trägt Butterkuchen auf. Der Sohn hat sich an den Wohnzimmertisch neben seinen Vater gesetzt. Der alte Mann strahlt mit seinem markanten Profil und den stahlblauen Augen immer noch eine starke Präsenz aus. Er hält sich kerzengerade in seinem Rollstuhl, die Hände sind fest im Schoß verschränkt, sein Blick geht hinaus in den Garten.

Der Sohn schenkt Tee ein. »Möchtest du auch etwas, Vater?«, fragt er leise.

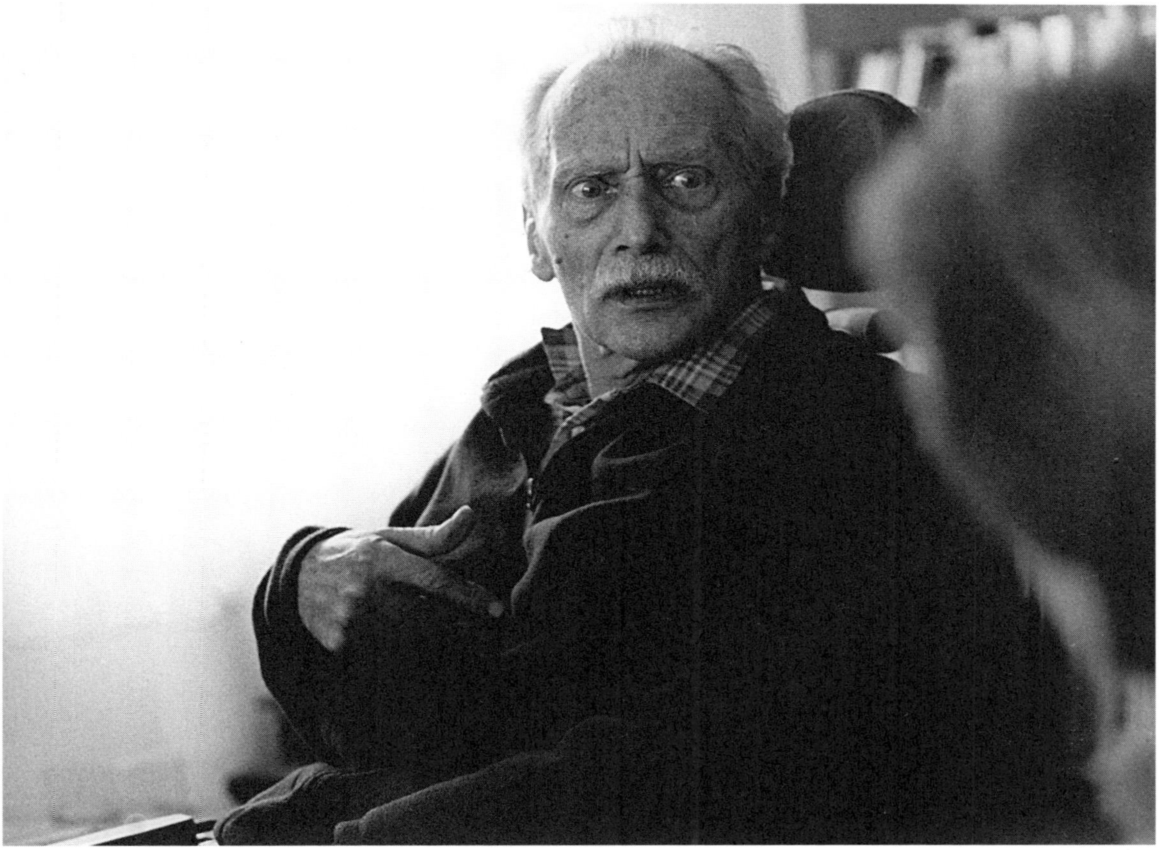

»Nein, jetzt nicht«, kommt barsch die Antwort.

Während der nächsten Stunde wird der Vater die Tasse nicht anrühren. Er hat Angst, etwas zu verschütten, denn seine Hände zittern, wenn er sie nicht ineinander verschränkt.

Mit sanfter Stimme spricht der Sohn über den Verlauf der Krankheit. Dabei bemüht er sich, seinen Vater in das Gespräch einzubeziehen. »Darf ich erzählen, wann die ersten Symptome der Demenz aufgetreten sind, Vater?«

Der alte Herr lächelt amüsiert, als hätte sein Sohn einen guten Witz erzählt. »Demenz?«, fragt er und dehnt das Wort ironisch in die Länge. »Was ist das?«

Bernd Hartmann hat sich an den Sarkasmus gewöhnt, mit dem sein Vater die eigene Verunsicherung über die Leere im Kopf negiert. Der Vater fixiert sein Gegenüber mit klarem Blick. Bei jeder Antwort umspielt ein spöttisches Lächeln die Lippen, die Augenbrauen ziehen sich in die Höhe. Erst wenn er nach Worten sucht und ins Stottern gerät, werden seine Defizite offenbar, und man spürt, wie viel Kraft es ihn kostet, so konzentriert zu sprechen, dass seine Sätze verstanden werden.

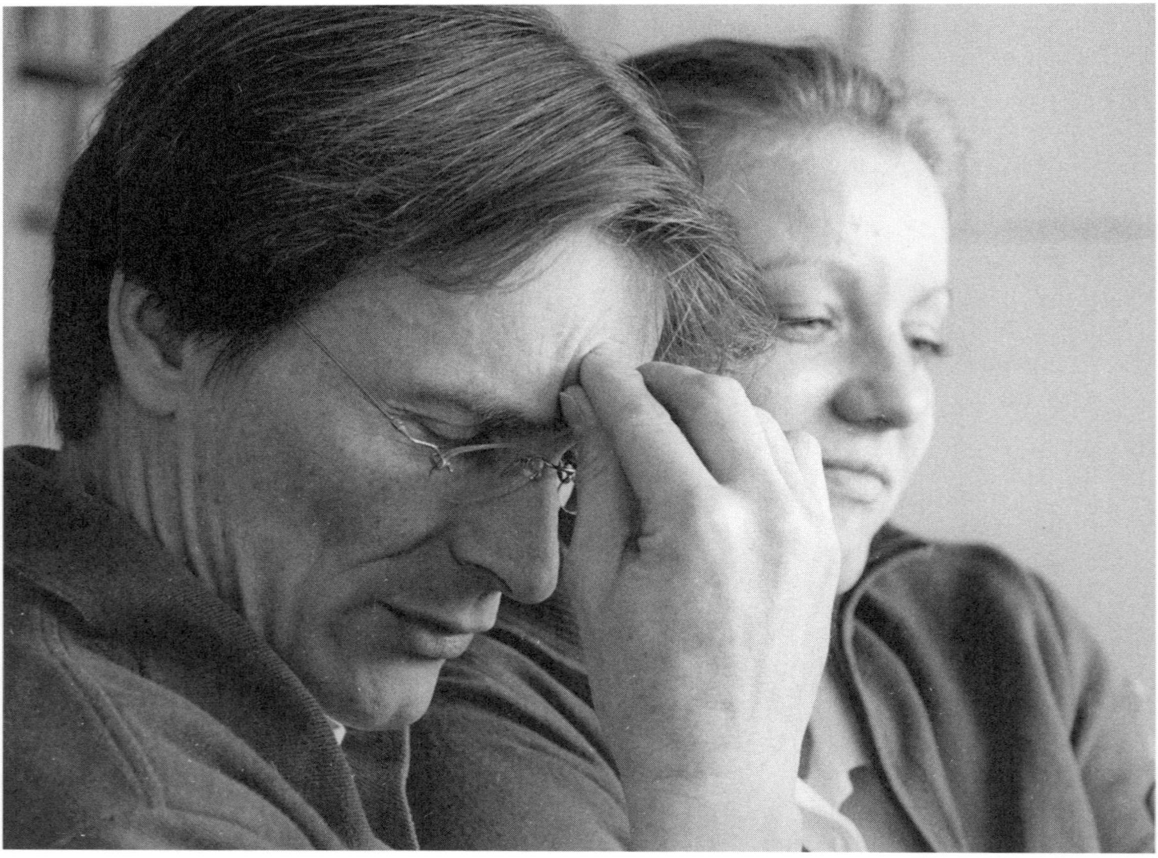

Ein Arzt hat kürzlich diagnostiziert, dass der alte Herr trotz seines sprachlichen Vermögens bereits das zweite schwere Stadium der Erkrankung erreicht hat. Seinen Sohn verwundert diese Widersprüchlichkeit zwischen Schein und Wirklichkeit nicht. »Mein Vater war immer ein Meister darin, die Fassade aufrechtzuerhalten.« Und der Sohn merkt, dass er bei diesem Kraftakt in Kauf nimmt, zum Erfüllungsgehilfen seines Vaters zu werden.

Es ist ein Kampf um Würde und Selbstbestimmung, von dem beide wissen, dass sie ihn irgendwann verlieren müssen – aber kampflos aufgeben will keiner von ihnen.

»Mein Vater ist starrköpfig. Er war überzeugt davon, dass man alles im Leben erreichen kann, wenn man es wirklich will. Er wollte immer alles unter Kontrolle haben. Diesen Charakterzug habe ich offenbar von ihm geerbt.«

Aufgewachsen mit der Ideologie der Nazizeit, mit ihrem Körperkult und einem Männerbild, das von Stärke und Leistungswillen geprägt ist, betrachtete der Vater seinen körperlichen und geistigen Abbau als persönliche Schwäche und schämte sich dafür. Der durchtrainierte Mann, der früher geboxt und Hockey gespielt hat, verkroch sich wie ein krankes Tier vor der Außenwelt, als er feststellen musste, dass sein Körper ihm nicht mehr gehorchte.

»Die erste Phase der Krankheit war die schlimmste«, sagt sein Sohn. Die Hilflosigkeit des Vaters äußerte sich in Selbsthass. »Mein Vater bezeichnete sich als Krüppel und sprach davon, nicht mehr leben zu wollen. Der Gedanke, von anderen Menschen abhängig zu sein, war für ihn eine furchtbare Vorstellung.«

Bernd Hartmann unterlässt nichts, um den Wunsch seines Vaters nach Autonomie in der eigenen Wohnung zu erfüllen – so lange es eben geht. Täglich kommt eine Pflegerin und bereitet die Mahlzeiten zu, hilft bei der Körperpflege und beim An- und Ausziehen. Eine andere Hilfskraft macht die Wäsche und putzt. Sonst ist der Vater allein.

Den ausdrücklichen Wunsch, nicht im Rollstuhl geschoben zu werden, sondern selbstständig durch die Wohnung zu fahren, gewährt ihm der Sohn. Obwohl es immer wieder vorkommt, dass sich der Rollstuhl zwischen Möbeln verklemmt. Ebenso akzeptiert der Sohn, dass der Vater jeden Morgen nach dem Frühstück um elf Uhr in sein Arbeitszimmer rollt, die Tür hinter sich schließt, um eine Pfeife zu rauchen – wie früher, als gäbe es die Krankheit nicht. Auch das Abonnement vom *Spiegel* und von der *Welt* hat Bernd Hartmann nicht gekündigt, weil er weiß, dass für seinen Vater die tägliche Lektüre ein wichtiges Ritual ist, an dem er sich festhält. »Dabei bin ich nicht sicher, ob er überhaupt noch richtig liest oder nur die Seiten betrachtet.« Aber diese Frage würde er seinem Vater nicht stellen. Noch bewahrt er die Illusion von der alten Hierarchie, wonach der Sohn den Vater respektiert und fürchtet.

Abrupt wendet der Vater seinen Rollstuhl vom Wohnzimmertisch und bewegt sich, die Reifen kräftig mit den Armen vorantreibend, Richtung Tür.

»Willst du schon wieder ins Bett? Du bist doch gerade erst aufgestanden.«

Der alte Mann fährt den Sohn an wie einen dummen Schuljungen: »Wer wollte mir das verbieten?«

Der raue Ton, die zynische Art wirken auf Außenstehende befremdlich. Jeder Vorschlag – »Möchtest du noch ein Stück Butterkuchen?«, »Wollen wir hinaus auf die Terrasse?« – wird abgeschmettert. »Wozu soll das gut sein?«, lautet die stereotype Antwort.

Mit großer Geduld und Gelassenheit reagiert der Sohn auf die Düpierungen des Vaters, weil er weiß, dass es für einen Machtkampf zwischen ihnen längst zu spät ist. Im Vergleich zu früher kommt ihm sein Vater jetzt geradezu weich und umgänglich vor.

»Er war zeit seines Lebens ein Einzelgänger. Er suchte nie die Nähe zu anderen Menschen. Er hatte kaum Hobbys. Am liebsten saß er allein in seinem Wohnzimmer und las. Sein Zynismus war schon im-

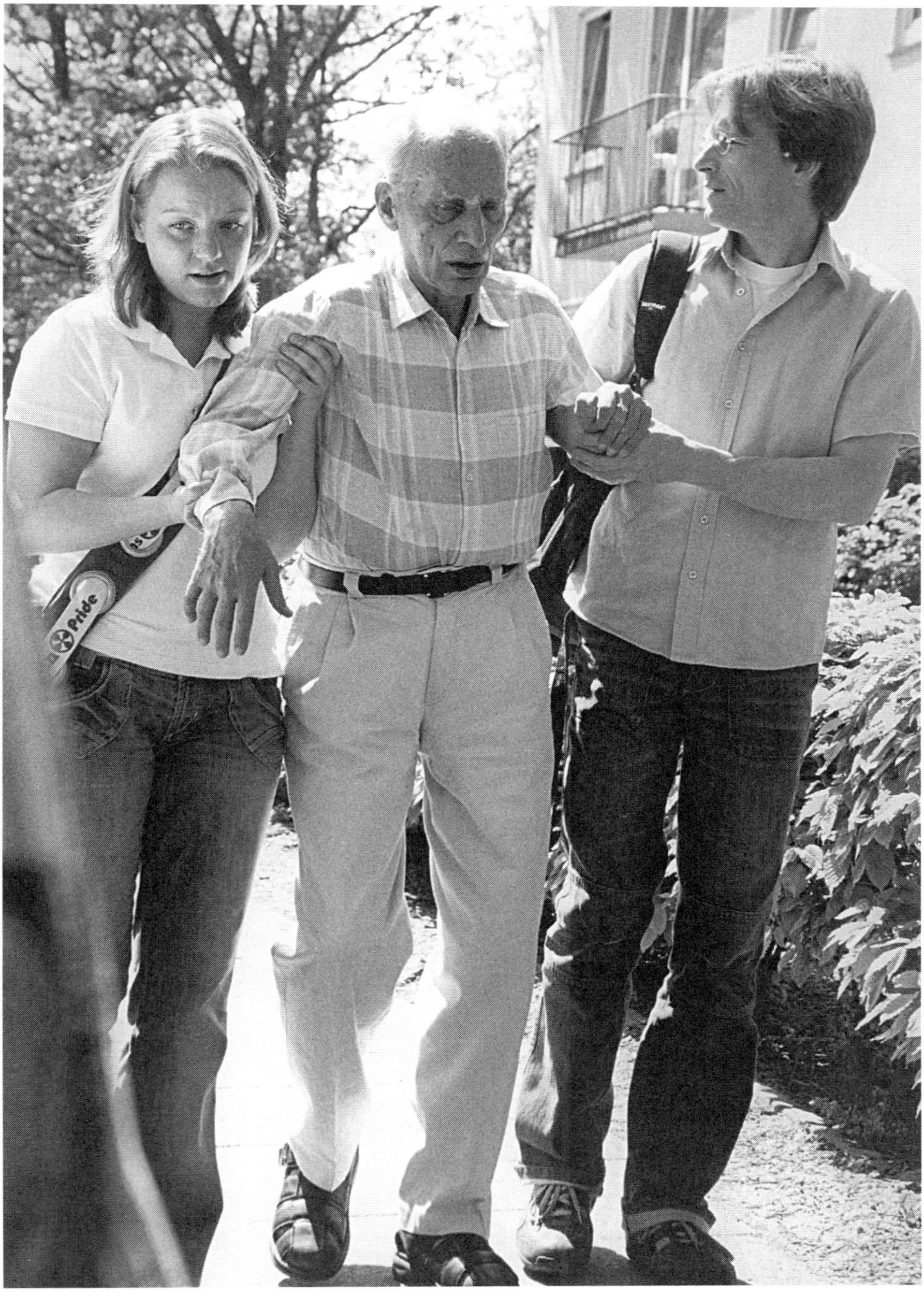
Pride

mer ein Mittel, um die Menschen in seiner Umgebung auf Abstand zu halten.«

Heute ist Bernd Hartmann in der Lage, das Verhalten des Vaters mit der sachlichen Distanz eines Psychologen zu analysieren und sogar Verständnis für ihn aufzubringen. Früher wäre ihm das nicht möglich gewesen. Es bedurfte der Demenz, um die beiden einander näherzubringen. »So seltsam es klingt: Wenn mein Vater nicht an Demenz erkrankt wäre, hätte ich vielleicht nie einen Zugang zu ihm gefunden. Unsere Beziehung wäre wahrscheinlich bis zu seinem Tod so distanziert gewesen wie all die Jahre zuvor.«

Wenn er sich an seine Kindheit erinnert, sieht er einen strengen Vater vor sich, der ihn und seinen älteren Bruder mit harter Hand führte. »Mein Vater erschien mir immer weit weg, auch wenn er im selben Raum mit uns war. Ich bin nie wirklich an ihn herangekommen. Er hat uns viel vorgelesen, aber es gab kaum Körperkontakt mit ihm, nie wurde mit uns geschmust. Das hat mir sehr gefehlt.«

In der Pubertät versuchte es der Sohn mit Provokation, um die Auseinandersetzung zu erzwingen – vergebens. Geprägt vom eigenen strengen Elternhaus, fühlte sich der Vater überfordert von einem Sohn, dem in der Schule beigebracht wurde, jede Autorität in Frage zu stellen. »Mein Vater kannte keine Diskussionen, nur Befehle, die keinen Widerspruch duldeten.« Eine konstruktive Auseinandersetzung der beiden verhinderte die zwanghaft um Harmonie bemühte Mutter. Während der ältere Bruder sich dem Willen des Vaters unterordnete, ging der rebellische jüngere auf Distanz. Nach dem Abitur zieht Bernd Hartmann aus und beschränkt den Kontakt zum Vater auf ein Minimum.

Es klingelt. Monika, seine Freundin, kommt herein. Als die junge Frau seinem Vater die Hand gibt, lächelt dieser zum ersten Mal an diesem Nachmittag. Die junge Frau beobachtet ihn während des Gesprächs aufmerksam und sagt irgendwann: »Ich glaube, er ist jetzt müde.« Sie bückt sich zu dem alten Mann. »Möchtest du dich etwas ausruhen, soll ich dich in dein Zimmer bringen?« Der alte Mann nickt und lässt sich von Monika in sein Arbeitszimmer schieben. »Monika ist meine erste Freundin, die mein Vater so richtig ins Herz geschlossen hat«, sagt der Sohn.

Als die 28-jährige Betriebswirtschaftsstudentin vor vier Jahren Bernd Hartmann begegnete, lernte sie einen Mann kennen, dessen Leben aus den Fugen geraten war. »Er stand kurz vor einem Zusammenbruch. Die Auseinandersetzung mit der Krankheit, ihrem ganzen Schrecken und mit seinem Vater hatte ihn völlig aus der Bahn geworfen. Er war nicht mehr in der Lage, an seiner Diplomarbeit zu arbeiten. In den Gesprächen spürte ich, dass er einfach nicht mehr weiterkonnte.«

Der Hobbyhandwerker musste erleben, dass sich ein Problem nun nicht durch tatkräftiges Handeln lösen ließ. Die täglichen Besuche beim Vater, die Pflege und Organisation seines Haushalts, die emotional aufwühlende Nähe mündeten in der deprimierenden Erkenntnis, dass all das Engagement die Krankheit nicht aufhalten wird. Nachts konnte der Sohn nicht mehr schlafen. Unterstützt von Monika entschloss er sich, an einem Seminar für Angehörige Demenzkranker teilzunehmen.

»Diese elf Sitzungen waren unglaublich wichtig für mich. Ich habe gelernt, dass mein Perfektionismus und mein Anspruch, ganz allein für meinen Vater sorgen zu können, anmaßend waren. Durch die Beratung habe ich verstanden, wie wichtig es ist, Hilfe von anderen annehmen zu können. Das hatte ich vorher total abgelehnt. Auch war es eine ungeheure Erleichterung für mich, als uns die Leiter sagten: ›Machen Sie keine Versprechungen den Kranken gegenüber, und haben Sie kein schlechtes Gewissen. Denken Sie zuerst an sich. Nur wenn Sie sich als Betreuender gut fühlen, können Sie auch gut für andere sorgen.‹«

Monika stellte fest, dass sich ihr Freund durch das Seminar verändert hatte. »Früher war er nach den Besuchen bei seinem Vater wortlos in sein Zimmer gegangen, hatte den Fernseher eingeschaltet und kein Wort mehr mit mir sprechen wollen. Ich bekam keinen Zugang zu ihm.«

Im Seminar konnte er mit der Zeit seine Ängste gegenüber den anderen Teilnehmern artikulieren. »Ich habe begonnen, nicht mehr alles mit mir selbst auszumachen, sondern über meine Gefühle mit anderen zu sprechen. Das war eigentlich die wichtigste Erfahrung dieser Gruppenarbeit.«

Obwohl Monika erlebte, wie belastend die Auseinandersetzung mit dem Vater war, unterstützte sie ihren Freund auf dem eingeschlagenen Weg. Sie, die selbst ohne Vater aufwuchs, machte ihrem Freund bewusst, wie wichtig die Vaterfigur für sein Leben ist.

Die Annäherung zwischen Sohn und Vater entwickelte sich sehr langsam. Zuerst saßen sie bei den Besuchen des Sohns noch wortlos nebeneinander im Wohnzimmer. Der Vater las die Zeitung und gab dem Sohn unmissverständlich zu verstehen, dass er eigentlich nicht an seiner Gesellschaft interessiert sei. Doch je weiter die Krankheit fortschritt, je hilfsbedürftiger der Vater wurde, umso brüchiger wurde auch seine selbst auferlegte Isolation. Etwas Unerwartetes geschah, und Bernd Hartmann ist heute noch die Freude anzumerken, wenn er von diesem Moment berichtet. »Eines Tages fragte mich mein Vater, ob ich die Überweisungen für ihn erledigen könne, weil es ihm zu viel werde. Das war das erste Mal, dass er mich um etwas bat. Ich war sehr stolz in diesem Moment.«

Monika kommt oft mit, wenn ihr Freund den Vater besucht. Sie sieht, wie er um den Erhalt der Selbstständigkeit und der neuen Nähe zu seinem Vater kämpft. »Seine sarkastischen Sprüche sind seltener geworden. Er zeigt auf einmal so etwas wie Dankbarkeit. ›Mensch, Bernd, wenn ich dich nicht hätte!‹, hat er neulich gesagt.« Damit kann Bernd gar nicht umgehen, weil er so etwas noch nie von seinem Vater gehört hat.« Und noch etwas ist neu: Alltäglichkeiten vergisst der Vater sofort,

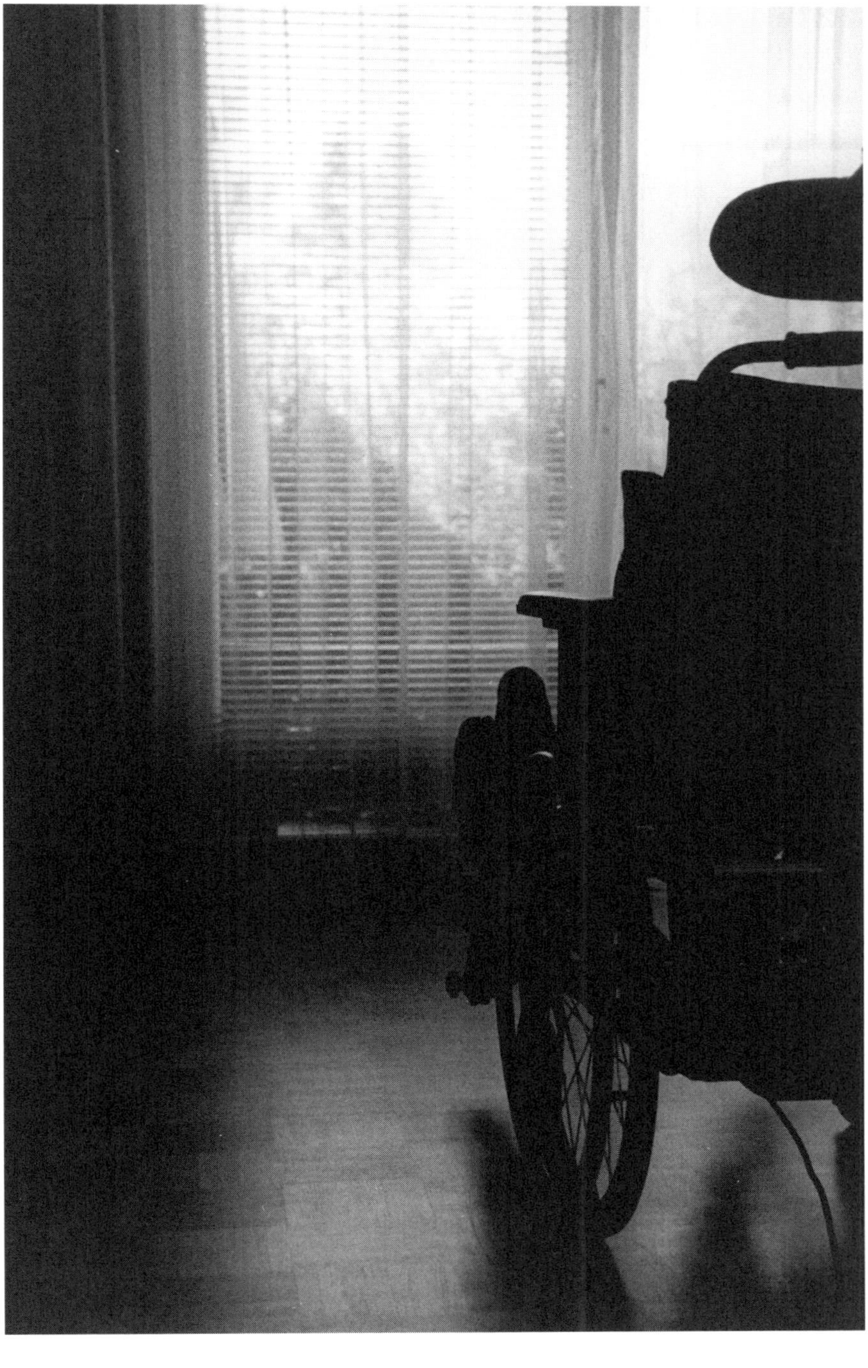

aber Dinge, die seinen Sohn und Monika betreffen, bleiben manchmal für Tage in seinem Gedächtnis haften. »Nach einer kurzen Reise fragte mich mein Vater, wie es denn war. Das hat mich total gerührt.«

Der geistigen Belebung steht der physische Verfall gegenüber. Der Vater ist inkontinent und hat Wasser in den Beinen. Hinzu kommt neuerdings das Bedürfnis, mit anderen Menschen zu sprechen. Er ruft eine alte Kollegin an. 24 Jahre hat er sie nicht mehr gesehen. Er spricht mit ihr, als wären sie gestern auseinandergegangen. 85 Anrufe in nur einem Monat zählt der Sohn auf der Telefonrechnung und ahnt, dass es Anzeichen für einen weiteren Krankheitsschub sind.

Der Gedanke an ein Heim schreckte den Sohn nicht mehr, sagt er. Er wünscht sich Entlastung, will endlich sein Studium abschließen. Eine Pflegeeinrichtung hat er sich bereits angeschaut. Aber was er sah, hat ihn schockiert. Er will sich noch zwei weitere Heime anschauen.

Aber bis dahin möchte er genießen, was er erreicht hat. »Es ist mir gelungen, eine Beziehung zu meinem Vater aufzubauen. Ich habe den Vater, den ich immer gesucht habe, zwar nur kurze Zeit, aber das ist viel mehr, als ich erwartet habe. Dafür bin ich dankbar.«

Die blanke Willkür

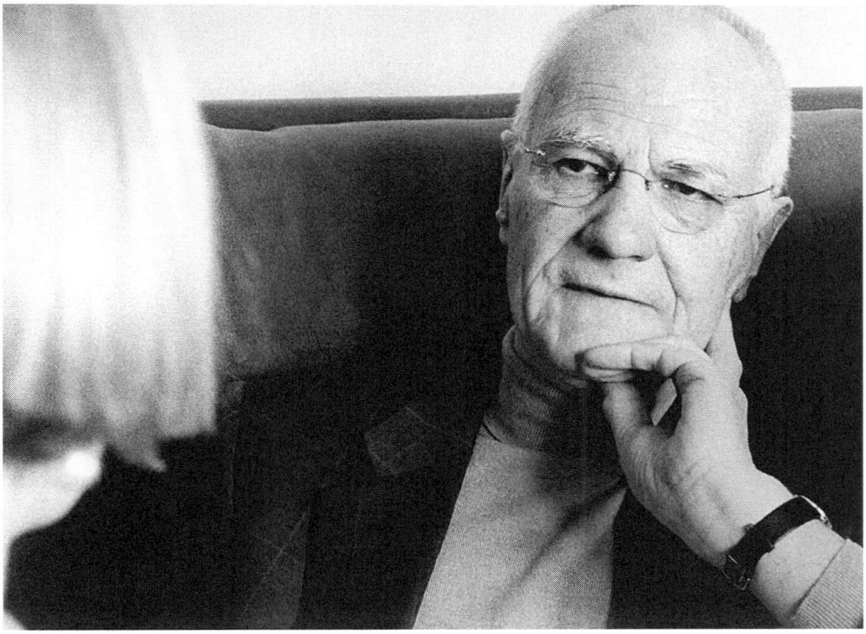

Und es gehen die Menschen hin, zu bestaunen die Höhen
der Berge, die ungeheuren Fluten des Meeres,
die breit dahin fließenden Ströme, die Weite des Ozeans
und die Bahnen der Gestirne und vergessen darüber sich selbst.

Augustinus, *Bekenntnisse*

Muss man sich so einen Pionier vorstellen? Den Kopf fragend zur Seite geneigt, der Blick konzentriert, die Stirn in Falten gelegt. Jens Bruder hat die Physiognomie des passionierten Zuhörers, und er hat die Empathie eines Menschen, der es sich zur Aufgabe gemacht hat, das Leid und die Nöte von Demenzkranken und das ihrer Angehörigen mitzufühlen und mitzutragen – seit mehr als drei Jahrzehnten.

Der promovierte Gerontopsychiater ist in der Tat ein Pionier. Als die meisten Deutschen das Wort »Alzheimer« noch nie gehört hatten, gründete er eine Selbsthilfegruppe für Demenzkranke und ihre Angehörigen. Was damals ein Novum war, hat sich längst zu einem weitverzweigten Beratungsnetz entwickelt. Gemeinsam mit dem Erkrankten über das unheimliche Ausweiten der Symptome sprechen, gemeinsam den Kontrollverlust akzeptieren und die Unausweichlichkeit der Krankheit hinnehmen, darum geht es Jens Bruder.

Der zurückhaltende Mann, der gern über seine Passion, aber ungern über sich selbst spricht, gibt Alzheimerkranken und ihren Angehörigen eine Stimme. So auch Eva Fischer. Die 78-jährige Frau hält anlässlich der achten Hamburger »Alzheimer-Tage« den ersten Vortrag ihres Lebens. Sie spricht über ihre Krankheit und lässt die Zuhörer verstehen, was sich in ihrem Innern abspielt. Sie schildert ihre Ängste, die Reaktionen ihrer Freunde auf die Krankheit und schließt mit den Worten: »Ich möchte allen Betroffenen ans Herz legen, offen mit den Symptomen von Alzheimer umzugehen. Dann kann man sich am besten helfen.«

Jens Bruder, dessen Patienten mittlerweile nicht nur auf Kongressen auftreten, sondern auch im Fernsehen und Radio sowie Artikel in

Zeitungen schreiben, ist fest überzeugt: »Die Alzheimerdemenz kann nur effektiv bekämpft werden, wenn sie aus der gesellschaftlichen Tabuzone geholt wird.«

Und das ließe sich nur erreichen, wenn auch die Angehörigen der Patienten mit ihren Nöten, Ängsten und Erfahrungen in der Öffentlichkeit wahrgenommen werden. Dem Gerontologen geht es um die Kinder und Eheleute, die in der öffentlichen Wahrnehmung und in der Therapie viel zu lange vernachlässigt wurden. »Dabei sind sie von der Krankheit ebenso betroffen wie die Kranken selbst.«

Lange bevor die sogenannten Memory-Kliniken entstanden, gründete er seine Beratungsstelle in Norderstedt bei Hamburg, damals eine der wenigen Anlaufstellen für Ehepartner, Töchter und Söhne, die an der aufreibenden Pflege ihrer Angehörigen zu scheitern drohten.

»Ohne seine psychotherapeutische Begleitung wäre ich an der Pflege meines Vaters zerbrochen.« – »Er hat mir das schlechte Gewissen genommen, meine Frau ins Heim gegeben zu haben.« – »Erst durch die Gespräche mit anderen Angehörigen habe ich gelernt, die Demenz meiner Mutter zu akzeptieren.« – Aussagen von Angehörigen, die Jens Bruders Hauptthese bestätigen: Das Wissen um die Krankheit ist die einzige wirksame Medizin gegen sie. Nur wer sich detailliert über Ursache, Verlauf und Therapie der Demenz informiert, kann der Krankheit ihren Schrecken nehmen. »Alles Verleugnen von Wahrheit führt zur Katastrophe.«

Anders als Ehepartner hätten vor allem Söhne und Töchter das Bedürfnis, die Krankheit ihrer Eltern erst einmal zu leugnen, sagt der Psychiater, der in London und Hamburg studierte. Das sei verständlich, denn schließlich bedeute es für das Kind eine Bedrohung, wenn der Elternteil, dem man sein Dasein verdankt, plötzlich die Rolle der Respektsperson verliert und zum hilflosen Kind mutiert. Außerdem führe das Wissen darum, dass man die Eltern genetisch in sich trägt, zu der Furcht, einmal dasselbe Schicksal zu erleiden.

Die allmähliche Umkehrung des Machtgefälles zwischen Eltern und Kindern, der Wechsel der scheinbar so festgefügten Rollen sei ein schwieriger Prozess für beide Seiten, weil er mit Schuldgefühlen und Ängsten einhergehe. Ohne therapeutische Begleitung könnten die wenigsten Angehörigen diese Situation bewältigen. Infolge der enormen psychischen und physischen Belastungen kommt es vor allem zu depressiven Stresssymptomen, an denen die pflegenden Angehörigen – neunzig Prozent von ihnen sind Frauen – leiden.

Da bleibt kaum noch Kraft, um sich in die Situation des Erkrankten einzufühlen, wie es Jens Bruder als die wichtigste Voraussetzung für den Umgang mit den Kranken sieht.

»Der Angehörige muss sich klarmachen, was es für einen Menschen bedeutet, seine geistige Kraft zu verlieren. Versuchen Sie einmal, sich selbst aufmerksam zu beobachten. Wie reagieren Sie, wenn Sie einen Gegenstand verloren haben, den Sie partout nicht wiederfinden? Welche Unruhe, welche Ängste werden in Ihnen wach, wenn Sie sich an den Namen eines vertrauten Menschen nicht mehr erinnern können?«

Der Psychiater spricht von einem »Verlust der Kontrolle nach innen«, der dazu führe, dass sich der Kranke der Zufälligkeit seines Bewusstseinsgeschehens hilflos ausgeliefert fühle. Jens Bruder zeigt auf einen Sonnenstrahl, der in diesem Moment durch das Fenster fällt. »Ein gesunder Mensch, der sich gerade in einem Gespräch befindet, würde den Sonnenstrahl zwar wahrnehmen, sich aber nicht von ihm derart ablenken lassen, dass er seinen Gedanken- und Sprechfluss unterbrechen muss. Ein Demenzkranker hingegen verliert seinen roten Faden, weil seine Gedanken durch den Sonnenstrahl komplett abgelenkt sind. Er würde jetzt wahrscheinlich spontan über die Sonne sprechen und könnte seinen Gesprächsfaden danach nicht wiederaufnehmen. Im Kopf eines Demenzkranken regiert die blanke Willkür.«

Dann spricht Jens Bruder ein besonderes Phänomen der Krankheit an: »Vier Fünftel aller Demenzkranken sind Frauen. Und das ist ein Segen für Ärzte und Pfleger, denn Frauen sind nicht so schwierige Patienten wie Männer. Frauen können mit dem Verlust der Selbstkontrolle besser umgehen.« Haben Frauen ein bis drei Jahre nach Ausbruch der Krankheit die »gnädige Schwelle« überschritten, stellt sich bei ihnen meist eine leicht gehobene Grundstimmung ein. Männer, die sich traditionell stärker als Frauen über ihre Leistung und ihre Ratio definieren, sind auch in späteren Phasen der Krankheit oft aggressiver und depressiver als Frauen. Daher ist auch die häusliche Pflege der Mutter weitaus einfacher als die des Vaters.

Von den fünf Ehepaaren, die an diesem Morgen im Kreis seiner Früherkranktengruppe sitzen, wirkt kein Teilnehmer depressiv. Es wird gelacht. Ein Ehepaar, das seit drei Jahren an der Gesprächsrunde teilnimmt, erzählt von seiner Urlaubsreise nach Asien. Wer als Gast dem Ehepaar zuhört, fragt sich, wer von ihnen der Kranke und wer der Gesunde ist.

Jens Bruder geht es nicht darum, die Unterschiede zwischen gesund und krank zu verschleiern. Er macht seinen Patienten Mut, sich zu offenbaren. Jeder soll auf der Straße, im Supermarkt und im Krankenhaus wissen: Hier hat jemand Alzheimer. Deshalb entwirft der Psychiater gemeinsam mit seinen Patienten einen Aufkleber, der bald das Klinikbett eines Demenzkranken kennzeichnen soll.

Die Vorstellung, einmal selbst zu erkranken, nimmt er gelassen. Denn er hat sich fest vorgenommen, dann all das umzusetzen, was er immer und überall predigt, nämlich sich nicht der Symptome zu schämen, sondern ihnen offensiv zu begegnen. Bei allem Optimismus, bei aller Tatkraft vergisst Jens Bruder nie, wer seine Gegner sind: Eiweißplaques, deren zerstörerische Kraft kein Medikament ausschalten kann. Der Gerontologe weiß, dass seine Patienten, die heute noch gemeinsam mit ihm lachen, sich schon in wenigen Jahren nicht mehr erinnern können, wer Jens Bruder war.

Der Mann, der wie Sisyphus einen schweren Stein immer wieder den Berg hinaufrollt und sich dennoch nie seiner Last entledigen kann, schöpft Kraft aus seinem christlichen Glauben. Die *Bekenntnisse* des Augustinus sind über die Jahre sein spiritueller Begleiter geworden. Die um 400 n. Chr. entstandene autobiographische Schrift des frühen Theologen sind mit ihrer detaillierten Selbstbetrachtung ein Schlüssel für seine psychiatrische Arbeit.

Der Wendepunkt meines Lebens

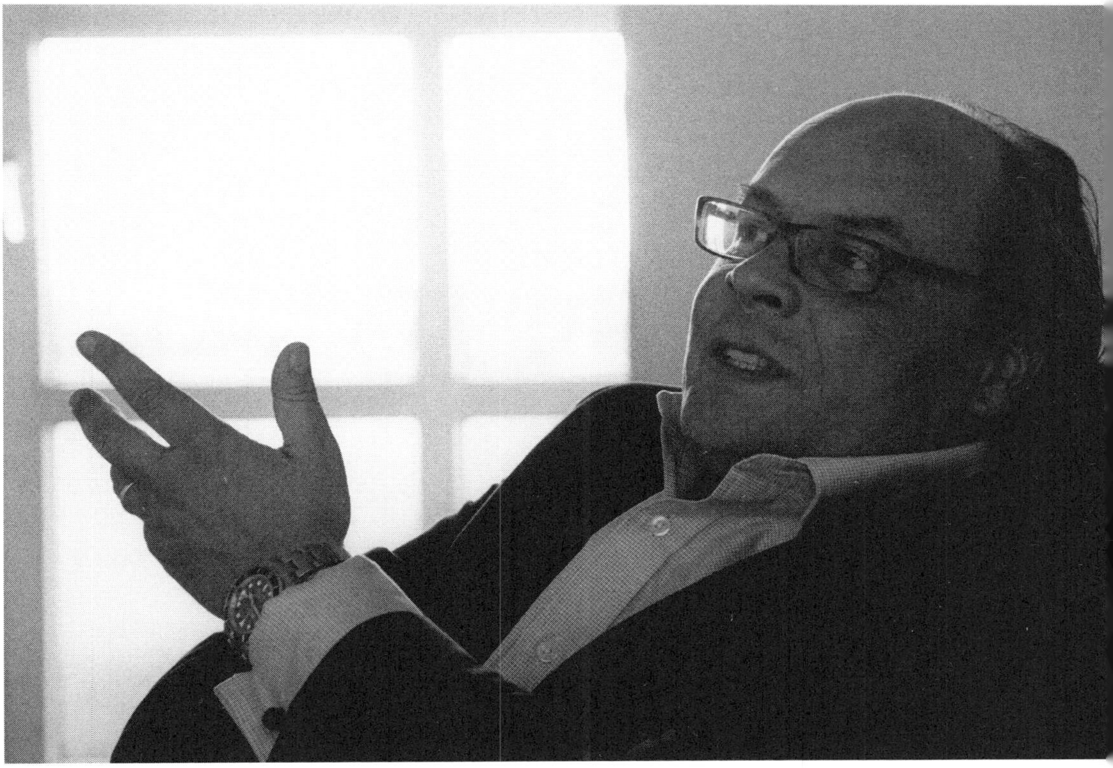

Du sollst deinen Vater und deine Mutter ehren, auf dass dir's wohlergehe und du lange lebest auf Erden.

Das vierte Gebot

Als die Finanzkrise die Banken an der Wall Street erreichte, saß er oft vor dem Fernseher. Er sah die Bilder vom Bankrott seiner Branche. Er sah in den Gesichtern der Investmentbanker die Panik vor weiteren Kursverlusten und die Panik vor dem Verlust der eigenen Existenz. Die Willkür der Finanzmärkte hatte sie getroffen, so wie sie auch ihn getroffen hatte – unvorhersehbar.

Er gab dieses Leben auf für eine neue Existenz.

Der Investmentbanker gilt als Profi. Das Handeln mit Versicherungsderivaten, das Strukturieren von Zins-, Währungs- und Rohstoffrisiken war sein Geschäft. Am Hurrikan »Katrina« verdiente er Millionen. Aber dann kamen die Wirbelstürme »Rita« und »Wilma« über die Golfküste Amerikas und fegten Milliarden hinfort. Der Finanzexperte hatte sich verspekuliert. Die Unvorhersehbarkeit der Katastrophe wurde zum Dilemma des Chefhändlers einer japanischen Investmentbank. Welch brutaler Einschlag für seine Karriere und für sein Leben – das dachte er damals.

Stefan Roggenkamp hatte sich gefreut auf den Besuch und auf die Ablenkung; viel zu selten sah er seine Eltern, zu hektisch war das Leben an der Themse, und zu wichtig war ihm sein Job in der Hochfinanz rund um den Globus. Und seine Mutter hatte sich auf den Besuch in der Serpentine Gallery gefreut. Es war ein schöner Tag, und den Aufenthalt in den Galerieräumen im Hyde Park empfand die Familie nach dem Lärm des Londoner Straßenverkehrs als Wohltat, bis zu dem Moment, dessen Bildsequenzen sich dem Bewusstsein des Sohnes eingeprägt haben, klar und unerbittlich.

Seine Mutter will die Toilette aufsuchen, Stefan Roggenkamp und sein Vater warten. Plötzlich sieht er, wie seine Mutter aufgebracht mit Angestellten der Galerie diskutiert. Wütend besteht sie darauf, einen Raum zu betreten. Der Mitarbeiter aber verweigert ihr den Zutritt und weist einen anderen Weg zur Toilette. Sohn und Vater kommen hinzu. Die Mutter ist nicht zu beruhigen. Sie protestiert und besteht weiterhin vehement auf Einlass. Sie will nicht wahrhaben, dass der Raum, den sie für die Toilette hält, eine Abstellkammer ist.

Sie ist verwirrt und erschöpft. Ihr Sohn ist irritiert. So hatte er sie nie erlebt, seine Mutter, die angesehene Heilpraktikerin, die souverän ihre Praxis in Verl bei Gütersloh führte, die immer gut gelaunt und stark an der Seite seines Vaters stand. Diese mütterliche Konstante, das Vorbild, in diesem Moment zerfiel es. War ihm etwas entgangen? Hatte sie sich verändert seit der Schilddrüsenerkrankung im vorigen Jahr? Wie konnte es sein, dass seine Mutter, die erfahrene Chiropraktikerin, von der sich sogar Radprofis vor der Tour de France behandeln ließen, derart die Nerven verlor?

Nach dem Vorfall in der Galerie empfand Stefan Roggenkamp die Distanz zwischen London und seinem Heimatort Verl als unerträgliche Hürde. Täglich telefonierte er mit seinem Vater und merkte, wie dessen Hilflosigkeit bald in Verzweiflung umschlug. Der Zustand der 61-jährigen Mutter verschlechterte sich innerhalb weniger Monate. Depressionen und Sprechstörungen kamen hinzu. Die Ärzte attestierten eine schwere Demenz. Sein Vater war überfordert mit dem Haushalt, der täglichen Pflege.

Der Sohn war fassungslos. Er zweifelte die Diagnose an. Nächtelang recherchierte er im Internet und stieß auf die immer gleiche erschütternde Prognose über den unaufhaltsamen Verlauf. Weder in Japan noch in den USA konnte er Spezialisten finden, die seine Mutter heilen würden. Er musste sich entscheiden. Schließlich räumte er seinen Schreibtisch, löste seinen Haushalt in London auf und zog zurück nach Hause, nach Ostwestfalen in sein altes Kinderzimmer.

»Ich stand an einem Wendepunkt in meinem Leben. Gegen das Finanzfiasko der Wirbelstürme wirkte die plötzliche Erkrankung meiner Mutter wie eine Neutronenbombe auf mich. Wenn man gewohnt ist, Probleme zu lösen, indem man einen Haufen Geld draufwirft, und plötzlich feststellen muss, dass ein Problem finanziell nicht zu lösen ist, dann ist das fatal.«

Stefan Roggenkamp wollte den mentalen Verfall nicht tatenlos hinnehmen. Er tat das, was ihn sein Beruf gelehrt hatte. Der studierte Finanzmathematiker erstellte ein Konzept, entwickelte eine Strategie und errichtete eine Stiftung: »Deutsche Demenz Stiftung Vergissmeinnicht«.

Seine Mutter hat ihn bereits vergessen. Zwischen dem Foto, das Stefan Roggenkamp in der Hand hält, und dem Anblick seiner Mutter im Pflegeheim liegen drei Jahre. Das Foto zeigt eine lachende Frau mit frisierten Haaren in ihrer Praxis. Sie trägt einen Arztkittel. Auf ihrem Schoß hält sie das Kleinkind einer Patientin. Drei Jahre später liegt Stefan Roggenkamps Mutter mit Pflegestufe III in der Psychiatrie in Gütersloh. Sie kann nicht mehr sprechen, nicht mehr gehen, sich nicht mehr erinnern. Es gelingt dem Sohn nur mit Mühe, in dem verkümmerten Körper, dem verkümmerten Geist noch seine Mutter zu erkennen. Jeder Besuch kostet ihn Überwindung, jeder Anblick schmerzt.

»Diese Krankheit ist eine unfassbare Tragödie, so grausam und hart, kaum auszuhalten. Vor allem, weil meine Mutter ein Mensch ist, der sein ganzes Leben, seine gesamte Energie in den Dienst und in die Gesundheit anderer Menschen gesteckt hat.« Stefan Roggenkamp spricht leise, damit ihn der Schmerz über den Verlust nicht immer wieder übermannt. Doch nicht nur seine Stimme, auch der Glaube des 38-jährigen Katholiken versagt angesichts dieser Ungerechtigkeit des Schicksals. »Wir hatten immer ein sehr inniges Verhältnis, früher in meiner Kindheit und später, als ich im Ausland war. Sie und mein Vater hatten damals die Weitsicht, die Talente ihrer Kinder zu fördern und meiner

Schwester und mir eine ausgezeichnete Ausbildung zu ermöglichen. Ich habe in England, Schottland und Berkeley studiert, hatte alle Freiheiten, zu entscheiden, welchen beruflichen Weg ich gehen wollte. Dafür bin ich ihnen dankbar. Das Leben besteht aus einem Geben und Nehmen, darum wollte ich meinen Eltern noch viel zurückgeben, als Dank für all die Unterstützung, die sie mir so selbstlos zukommen ließen.«

Die Schaffung einer Stiftung ist auch Ausdruck von Dankbarkeit. Es ist der späte Dank eines Sohnes, der auszog, um sein Glück an den Finanzplätzen der Welt zu suchen. Aber er fand es im jähen Umsturz seines Lebens. »Als mir der Fonds um die Ohren flog und ich viel Geld verspekuliert hatte, erwachte ich aus diesem Erfolgstaumel, der all die Jahre zuvor ein verlässlicher Begleiter war. So gesehen war die Zäsur der Wirbelstürme richtig. Ich hielt inne, weil ich zurückgeworfen wurde auf mich selbst und Abstand bekam zu meinem Beruf, zu dem, was ich täglich tat und als selbstverständlich empfand. Als die Erkrankung meiner Mutter hinzukam, war ich bereit und reif, meinem Leben einen neuen Sinn zu geben, einen wirklichen Sinn. Ihr Irrsinn hat mich auf den Irrsinn meines Lebens aufmerksam gemacht. Things happen for a reason – das war ein eindeutiges Signal, mein Leben zu ändern und etwas ganz Neues zu beginnen.«

Auf der Suche nach einem Heimplatz für seine Mutter musste Stefan Roggenkamp erkennen, dass seine Erwartungen nicht der Realität entsprachen. Das Heim, das er sich selbst und seiner Mutter wünschte, gab es nicht in erreichbarer Nähe – noch nicht.

Vor ihm auf dem Tisch liegt ein Brief von Wolfgang Schäuble. Es ist die Einladung zur Preisverleihung »für innovative Stiftungen aus Privatvermögen«. Den Preis aus den Händen eben dieses Politikers entgegenzunehmen, bedeutet dem einstigen Investmentbanker viel. Empfindet er doch diese Geste nicht nur als Lob für sein soziales Engagement, sondern auch als Zuspruch einer bedeutenden Persönlichkeit, seinen eingeschlagenen Weg fortzusetzen, fern von Optionen, Bonuszahlungen und Rendite.

Begriffe wie Pflegeversicherung, Betreuungsschlüssel und Pflegestufe füllen nun seine Argumente, deren Nährboden das Entsetzen und die Enttäuschung über die deutsche »Pflegeindustrie« ist. Er will provozieren, will wach rütteln und vor allem *social entrepreneur* sein nach angelsächsischem Vorbild.

»Wenn wir unsere Eltern nicht in irgendeine anonyme Pflegefabrik geben wollen, wenn wir sie vor Gewalt und Vernachlässigung und unsere Familien vor dem finanziellen Ruin schützen wollen, müssen wir würdige und bezahlbare Alternativen schaffen. Der Leerstand, der heute in vielen neu geschaffenen Einrichtungen zu verzeichnen ist, zeigt doch, dass die Anbieter im Pflegemarkt ihre Heime zunehmend an den Bedürfnissen und Wünschen der Menschen vorbei entwickeln.«

Stefan Roggenkamp versucht nicht, seine Erregung zu verbergen. Zu sehr hat die Wut über die Zustände in den Heimen von ihm Besitz ergriffen, zu groß ist das Entsetzen über das Verschwinden der eigenen Mutter.

Seine Finger wandern über den Entwurf des Architekten. Der Grundriss zeigt das Alte Parkhotel in Gütersloh, das Stefan Roggenkamp für seine Stiftung und für seine Mutter erwarb. Hinter der klassizistischen Villa entsteht ein langgestreckter Pavillon mit zehn Zimmern, »Individualräumen« mit eigenem Bad und Zugang zum Garten. Zwei Gästezimmer für Angehörige sind geplant, »um in der Nähe zu sein, auch beim Sterben«. Das Pflegekonzept für den »Ort der Begegnung und des Verweilens« steht, die Baugenehmigung ist erteilt.

Wenn es nach Stefan Roggenkamp geht, werden diesem Pilotprojekt bald viele Häuser derselben Machart folgen, denn es sei nur eine Frage der Zeit, bis sich dieses Modell der Wohngemeinschaft durchsetzt. »Weil Angehörige ganz einfach spüren, dass ihr Vater oder ihre

Mutter hier gut aufgehoben ist in liebevoller Pflege und schöner Atmosphäre zu bezahlbarem Preis. Mir ist wichtig zu beweisen, dass eine ethisch einwandfreie Pflege zu einem Preis möglich ist, der die Menschen nicht in die Altersarmut treibt.«

Es geht um eine Generation, die mit dieser Bundesrepublik groß geworden ist, »die an diesen Vater Staat geglaubt und dieses Land groß gemacht hat, aber jetzt bitter erfahren muss, dass ihr Staat sie abspeist mit einer Minimalpflege in Verwahrzellen. Schlimmer noch, dass ihr Staat sie quasi einer Versicherungsleistung, die sie als sicher glaubte, enteignet. Ich übernehme als Privatmensch mit meiner Stiftung Aufgaben, die der Staat seinen Bürgern schuldig bleibt.« Die Stiftung entwickelt zum Beispiel auch neue Ideen und Konzepte für unsere Gesellschaft.

Seine Frau Sandra teilt seine Ansichten. Auf einer Party in Gütersloh lernte die Unternehmertochter und Mutter eines damals vierjährigen Sohnes den Heimkehrer Roggenkamp kennen. Vor ihr stand der bereits gewandelte Stefan, der sein altes Leben aufgegeben und seine Existenz in London wie eine verdreckte Arbeitshose am Schichtende an den Nagel gehängt hatte. Nächtelang hörte sie ihm zu. Sie verstand ihn, seine Trauer und seinen radikalen Entschluss. Und sie verstand auch seine Abneigung gegenüber dem Image, das ihm die Medien aufdrücken wollten, die ihm eine Wandlung vom Saulus zum Paulus nachsagten.

Stefan Roggenkamp weiß, sein tiefes Bedürfnis, Gutes zu tun, entspringt vor allem der Erkenntnis, dass bloße Gewinnmaximierung wie eine leere Hülse, wie eine hohle Nuss auf die Seele in ihrer Suche nach dem eigentlichen Lebenssinn wirkt. »Ich empfinde es als ein großes Geschenk, die Freiheit zu haben, meinen Lebensweg in die Hand zu nehmen und ihn noch einmal neu zu gestalten.«

Bei aller Entschlusskraft für sein neues Leben schmeicheln sie ihm dennoch, diese Momente, die sein altes Leben ausmachten. Es sind Momente wie etwa neulich, als eine große Bank aus Frankfurt wegen einer Frage zu den Bonusgarantien, an deren Entwicklung er beteiligt war, anrief. Von solchen Anrufen, von solchen Momenten hatte Stefan Roggenkamp einmal geträumt, als er noch bei Goldman Sachs in New York arbeitete und ihm der steile Aufstieg als Hedgefonds-Manager bevorstand. »Natürlich habe ich immer noch eine riesige Passion für meinen alten Beruf. Und schließlich ist mir das unternehmerische Denken nicht abhandengekommen. Ich stelle es lediglich in den Dienst einer guten Sache.«

In seinem ungebremsten Elan, das Pflegesystem für Demenzkranke zu verbessern, gründete Stefan Roggenkamp zusätzlich eine Firma für »Bio-Suppen«, die seine Stiftung langfristig mit finanziellen Mitteln unterstützen soll. »Social Return of Investment« nennt er das. Nicht mehr allein die Maximierung von Kapitalwerten, sondern auch der gesellschaftliche Gewinn ist sein Ziel, damit unternehmerisches Geschick hilft, soziale Probleme zu lösen.

Während seine Frau über Herstellung und Vertrieb der Suppen aus Pastinaken, Belugalinsen und Tandoori wacht, treibt Stefan Roggenkamp die Arbeit auf der Baustelle voran. Seine Mutter soll den Umzug in sein Heim noch schaffen, auch wenn sie es selbst nicht mehr wahrnehmen wird. Er will es noch erleben. Die Krankheit darf ihn nicht überholen.

Diese Furcht lärmt in seinem Gehirn, wenn es ruhig ist, wenn das Telefon einmal nicht klingelt. Dann hastet er aus seinem Büro, streift den weißen Hygienekittel über und läuft zu seiner Frau in die Suppenküche. Er will reden. Es gibt immer etwas zu erzählen. Jetzt ist es der Anruf von Sarah Wiener. Die TV-Köchin hat zugesagt, die Babynahrung für »Roggenkamp Organics« zu kreieren. Es war ein langes Telefonat über Bürgerpflicht und Verantwortung, über Initiativen und sinnvolles Tun. »Auch sie hat die gesellschaftliche Verpflichtung unserer Generation, der goldenen Generation, erkannt. Wie ich geht auch Sarah Wiener an die Schulen, weil sie weiß, dass man schon bei den Kindern anfangen muss, das Bewusstsein für gute Ernährung zu schärfen und eben auch dafür, dass Altern in Würde abhängt von einer guten Vorsorge. Wir müssen unseren Kindern früh beibringen, dass das Altwerden und Auf-Hilfe-angewiesen-Sein zum Leben gehören wie das Jungsein und das Unabhängigsein.«

Wenn Stefan Roggenkamp über diese Polarität des Daseins spricht, liegt eine große Dringlichkeit in seiner Stimme. Fast scheint es, als versuche er, seinem Entschluss, das Leben in der Finanzmetropole gegen die Provinzialität Ost-Westfalens einzutauschen, Nachdruck zu verleihen. Der Eindruck täuscht. Er muss sich keinen Mut zusprechen, wenn es um sein Leben geht. Mut erfordert allein die Frage, ob er tatsächlich alles unternommen hat, ob er nicht noch mehr für seine Mutter und für ihr Leben hätte tun können. Es fällt ihm schwer, zu akzeptieren, dass er angesichts dieser Krankheit weder versagen noch siegen kann. Der Sohn braucht Zeit, anzuerkennen, dass er das Verschwinden der eigenen Mutter lediglich ertragen muss, hinnehmen wie die Verwüstung der Wirbelstürme an der Ostküste Amerikas, damals, als alles begann.

Eine Impfung wäre genial

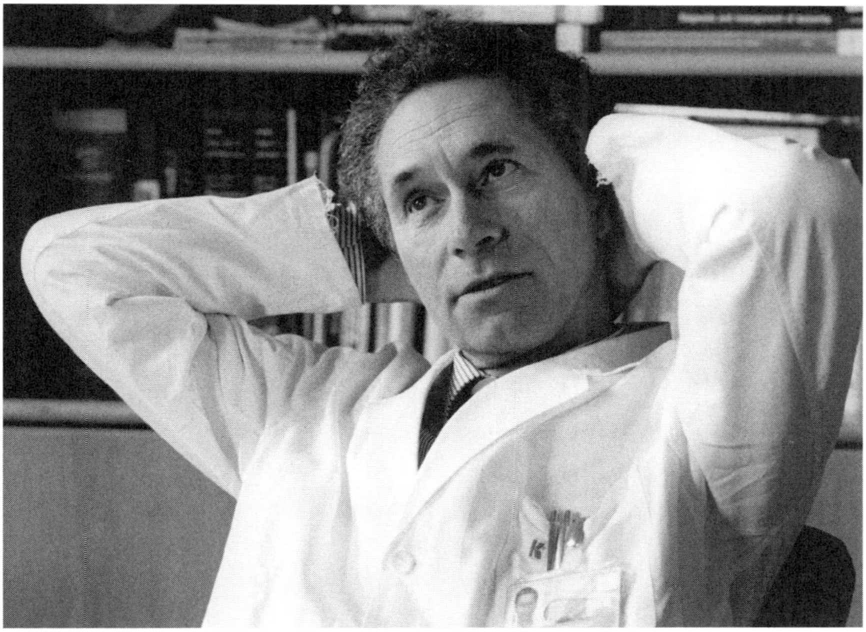

Zwei Dinge sind zu unserer Arbeit nötig: unermüdliche Ausdauer und die Bereitschaft, etwas, in das man viel Zeit und Arbeit gesteckt hat, wieder wegzuwerfen.

Albert Einstein

Manchmal steht Lutz Frölich am Fenster und blickt hinaus in die Mannheimer Innenstadt. Wie ein Schachbrett wirkt die Anordnung der Häuser, exakt im rechten Winkel, keine Lücke, keine Straßennamen, durchnummeriert. Ein Bild von nüchterner, fast klinischer Ordnung.

J4 lautet die Adresse des Zentralinstituts für seelische Gesundheit mit der Abteilung für Gerontopsychiatrie. Wie schwer ein Leben ohne System und Konzept, ohne die Struktur schaffende Kraft des Gehirns ist, weiß Lutz Frölich, Professor an diesem Institut. Das hat ihn seine Arbeit gelehrt, und das hat er in mehr als 200 wissenschaftlichen Publikationen aufgeschrieben. Er kennt sich mit dieser Krankheit aus, die, je näher er ihr kommt, immer mehr Fragen aufwirft.

Lutz Frölich, der viel Zeit bei seiner Großmutter verbrachte – »weil meine Eltern arbeiteten« –, faszinierte bereits als Student das Gehirn, das komplexeste menschliche Organ. Dass ein solches Organ komplizierte Krankheiten verursachen kann, faszinierte ihn auch. Erst forschte er an Mäusen, später an toten Gehirnen. Nun sind es Menschen, vor allem alte Menschen mit Alzheimerdemenz. Der Experte für klinische Studien analysiert ihr Verhalten, systematisiert ihre Reaktionen und bündelt seine Erkenntnisse. Und immer geht es um Medikamente und um die Wirksamkeit neuer Therapieansätze. Am Menschen soll er beweisen, was in den Labors der Pharmaindustrie entwickelt und bereits an Mäusen erprobt wurde. Die Testphase für neue Wirkstoffe ist lang. Lang ist auch die Liste der rechtlichen Vorgaben für die Genehmigung dieser Patientenstudien. Aber die Hoffnung auf den therapeutischen Durchbruch, die währt am längsten.

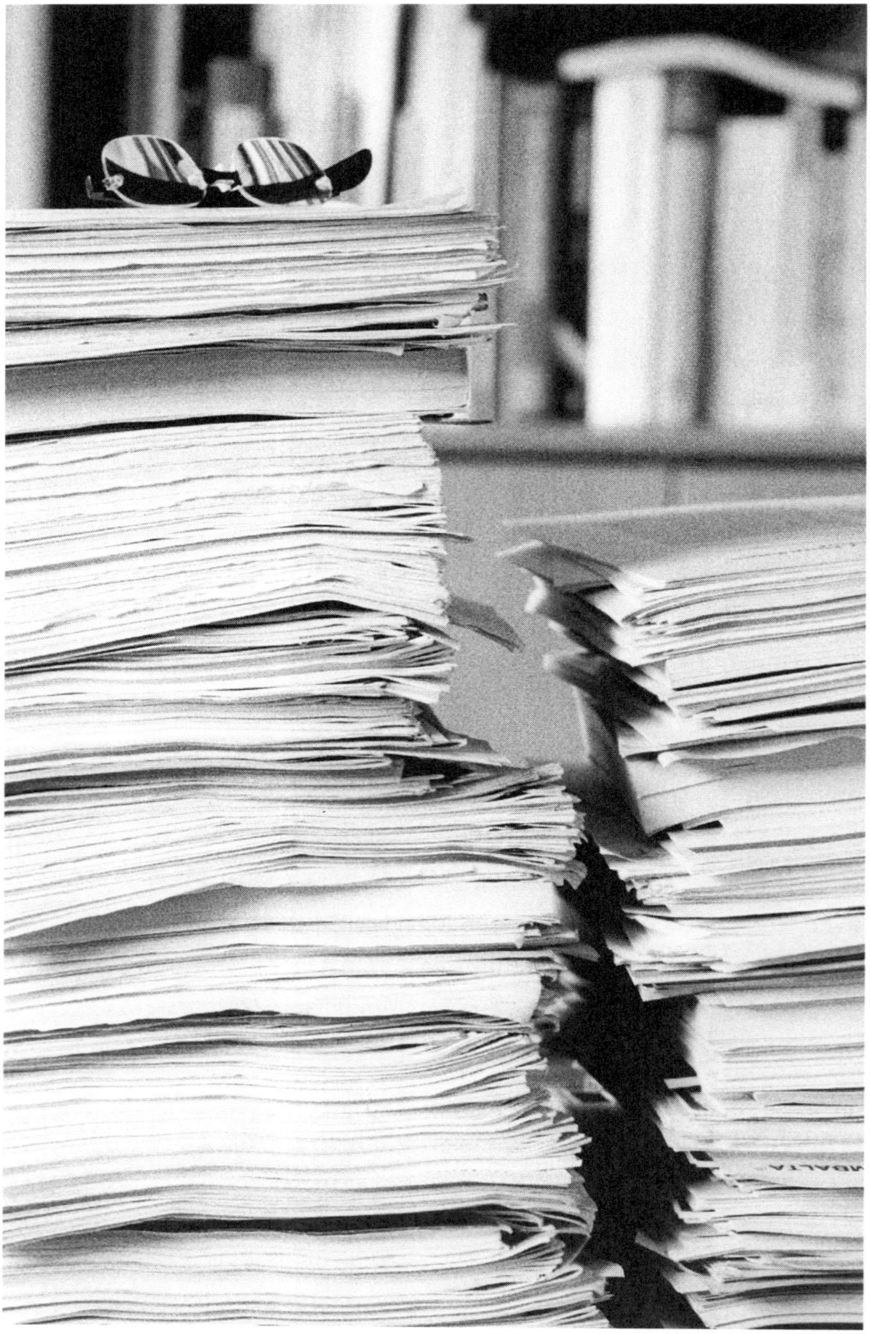

Es sind vor allem die kleinen Schritte, die leisen Erfolge, und es ist die Systematik seiner Arbeit, die den 56-jährigen Spezialisten hoffen lassen, eine unheilbare Krankheit eines Tages für heilbar erklären zu können.

Lutz Frölich hat die Jalousien zugezogen und sich wieder an seinen Schreibtisch gesetzt zu den Stapeln mit Forschungsanträgen, Berichten, Analysen und Studien über internationale Forschungsprojekte. Irgendwo in den Papiertürmen befinden sich auch die Unterlagen aus dem Forschungsministerium über die Schaffung eines nationalen Demenzzentrums, das die Bundesregierung mit jährlich sechzig Millionen Euro, großem Nachdruck und noch größeren Erwartungen vorantreibt. Endlich hat die Politik den Ernst der Lage erkannt, auf den die Forschung schon so lange hinweist. Laut ihrer Prognose wird es im Jahr 2050 mehr als 2,5 Millionen Erkrankte geben.

»Dass es einmal diese breite öffentliche Initiative in Sachen Demenz geben würde, hätte ich, als ich in den achtziger Jahren anfing, nie für möglich gehalten. Es ist erstaunlich, wer alles inzwischen in Deutschland Demenzforschung betreibt. Die Kollegen im Ausland verfolgen diese Initiative genau und beneiden uns um die systematische deutsche Vorgehensweise in der Erforschung von Alzheimerdemenz. Denn nach wie vor sind die Antidementiva weit davon entfernt, perfekte oder auch nur gute Medikamente zu sein. Sie sind eben nicht zu vergleichen mit Antihypertensiva, die eindeutig den Blutdruck normalisieren. Sie verzögern lediglich den Verfall im Gehirn, und selbst das ist nur bei zehn bis fünfzehn Prozent der Patienten eindeutig festzustellen.«

Dass es so schwer sein würde, einen Durchbruch in der medikamentösen Behandlung von Alzheimer zu erreichen, ist eine Einsicht, die Lutz Frölich schmerzt. Ein Anflug von Resignation liegt in seiner Stimme, wenn er von der Euphorie und der Zuversicht erzählt, mit der schon vor zehn Jahren einige Kollegen verkündeten, die Krankheit sei in absehbarer Zeit heilbar. »Mittlerweile wissen wir, dass es sich bei diesen neurodegenerativen Erkrankungen um eine so komplexe Sache handelt wie bei der Krebserkrankung eben auch, wo man sicherlich weit gekommen ist mit der Therapie. Da gibt es große Erfolge. Es gibt heute Krebserkrankungen, die heilbar sind, aber eben auch solche, die kaum heilbar sind. So wird es sich bei Alzheimer und den Demenzen meiner Meinung nach auch ausdifferenzieren.«

Das Schielen auf den großen Erfolg hat er sich längst abgewöhnt. Das können die Kollegen der Grundlagenforschung besser, weil sie die Ergebnisse ihrer Laborarbeit direkt unter dem Mikroskop sichtbar vor sich hätten. Der klinische Forscher hingegen habe mit dem Menschen zu tun und vor allem mit der Tatsache, dass jeder Mensch unterschiedlich reagiere.

Aber wirklich genial sei die Methodik der Impfung. Die Labors weltweit befänden sich in einem enormen Wettlauf, um eine wirksame Möglichkeit zu entwickeln, das Immunsystem so zu stimulieren, dass es gegen diese zerstörerischen Vorgänge im Gehirn selbst angeht und weiteres Nervensterben verhindert. »Kleine Bruchstücke des Amyloid-Peptids werden gekoppelt an größere Trägersubstanzen und dem Körper zugeführt. Diese körpereigenen Eiweißbruchstücke, die an solche größeren Trägerproteine angekoppelt sind, bewirken einen Immunreiz. Der Körper produziert nun Antikörper, die auch ins Gehirn gehen und dort wiederum bewirken, dass die für Alzheimer charakteristischen Plaques abgebaut und schneller inaktiviert werden. Dazu hat eine Forschergruppe in Zürich dreißig Patienten über drei Jahre untersucht und behauptet, dass der Zustand der Patienten, bei denen man eine Immunreaktion erfassen konnte, sich zumindest nicht verschlechtert hat.«

So verlockend die Aussicht auf mögliche Heilungschancen auch ist, die Realität ist ernüchternd. Sie befindet sich nur einige Stockwerke über dem Büro von Lutz Frölich. Auf der Krankenstation liegen Menschen, in deren Gehirnen bereits mehrere Hundertmillionen Nervenzellen zerstört waren, bevor die ersten Symptome von einem Arzt erkannt wurden und ein Neurologe mit der Behandlung begann. Es sind Menschen, bei denen eine viel zu späte Diagnose dazu beigetragen hat, dass der Krankheitsprozess völlig ungebremst »wie ein Eisenbahnzug voransaust, nicht aufzuhalten – eine gigantische Gewalt«. Und es sind zum großen Teil auch Menschen, die aufgrund ihrer mentalen Entleerung und ihres emotionalen Chaos für Angehörige und Pflegeheime nicht mehr tragbar sind, bei denen das Umfeld zusammengebrochen ist, sagt Lutz Frölich und meint die Aggressionen, Depressionen, den Kontrollverlust und schließlich den Stress, den diese Krankheit bei Patienten und Mitmenschen auslöst.

»Wir sehen uns die Menschen hier genau an, entscheiden über medikamentöse, über psychopharmakologische und auch über kreative Therapien wie Singen und Tanzen. Die Therapiemöglichkeiten sind groß, werden aber in den meisten Pflegeheimen viel zu selten angeboten. Was dazu führt, dass das Personal in den Heimen eine unfassbar große Last trägt, indem es ständig versucht, psychiatrisch nicht adäquat behandelte Patienten zu stabilisieren.«

Eine adäquate Behandlung liegt Lutz Frölich am Herzen. Die Demenzen seien eben nicht nur neurologische Erkrankungen. Sie seien auch psychiatrische Krankheiten, bei denen die psychischen Auffälligkeiten mehr im Fokus der Behandlung stehen müssten. Die Demenzerkrankung verändere den Menschen insgesamt, nicht nur sein Gehirn, sondern auch sein seelisches Erleben und seinen Geist. Darum müsse es den behandelnden Ärzten ein Anliegen sein, das Wohlbefinden ihrer Patienten nachhaltig zu verbessern. »Außerdem muss das Pflegepersonal in der Lage sein, den Menschen hinter der Krankheit zu entdecken und zu erkennen und aus dem Respekt für das Individuum heraus zu handeln, statt nur die Reste des Menschen zu versorgen.«

Der Mediziner weiß um die mangelhafte Versorgungslage zwischen Helgoland und dem Bodensee. Er kritisiert die unzureichende Kompetenz vieler Hausärzte, den zögerlichen Einsatz von Antidementiva und die viel zu spät gestellten Diagnosen. Aber es ist vor allem die Debatte um die Wirksamkeit der vorhandenen Medikamente, um ihren Nutzen und um die Kosten für die Versicherungsgemeinschaft, die ihm keine Ruhe lässt. Lutz Frölich verschränkt die Hände im Nacken, als suche er nach Entspannung. »Immer wieder wird kritisiert, dass die Medikamente die Krankheit lediglich um ein Jahr aufhalten. Ja, aber ist es das denn nicht wert, wenn ich diese furchtbare Krankheit um ein ganzes Lebensjahr meines Vaters, meiner Mutter, meiner Freundin bremsen kann? Es ist extrem schwierig zu beurteilen, was sich lohnt und was sich nicht lohnt. Unsere Gesellschaft tut sich da eine Hybris an. Das ist eine schwierige gesellschaftliche Aufgabe, hier richtig zu entscheiden. Das ist keine medizinische Frage, das ist eine ethische Frage.«

Lutz Frölich muss wieder nach oben zu seinen Patienten. Er knöpft sich den weißen Kittel zu. Dabei fällt sein Blick auf die Wand neben dem Schreibtisch. Dort hängt ein Bild, das ihm seine Tochter in ihrer Kindergartenzeit gemalt hat. Sie hat einen Kopf mit Füßen gemalt, der eine Treppe hinabsteigt. Oder geht er sie hinauf?

Ich denke nur noch von einem Tag zum anderen

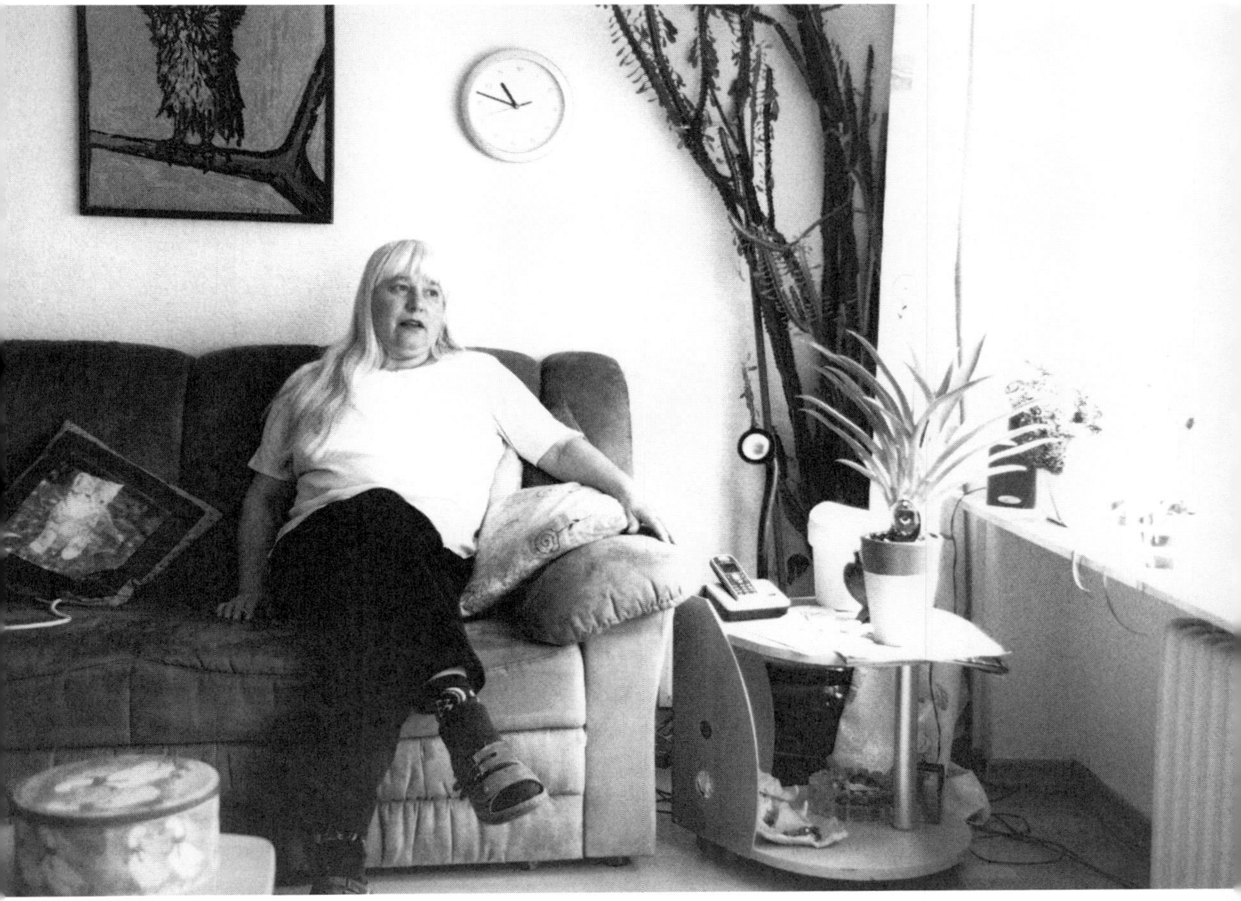

Was gekommen ist, wird gehen. Ist schon gegangen.
Schließlich wird auch das Lächeln dazugehören. …
Am Ende ist es das Letzte, was der Körper wieder verlernt.

Dietmar Bittrich, *Altersglück*

Es hatte etwas von dieser Werbung im Fernsehen, etwas von diesem spontanen Glück, das unverhofft und leicht ins Leben einzieht. Alles fühlte sich so gut an, so unbeschwert und froh.« Wenn Marion von dem Tag erzählt, an dem sie Hanno zum ersten Mal sah, erhellt ein mädchenhaftes Lächeln das Gesicht der 56-Jährigen. Sie spricht gern über diese Zeit im Sommer.

Sie saß auf demselben Balkon, auf dem sie jetzt sitzt. Plötzlich stand unten im Garten dieser gutaussehende junge Mann mit dem braunen Pferdeschwanz. Mit kräftigem Hieb schaufelte er Erde auf einen Haufen, um eine Mauer für ein Blumenbeet anzulegen. »Ich sah ihn und war hin und weg. Es war eine unmittelbare Sympathie, wie ich sie vorher noch nicht erlebt hatte. Mein Vater, den ich sehr mochte, war auch Gärtner gewesen. Vielleicht kam diese plötzliche Zuneigung daher.«

Die Frau mit den langen blond-grauen Haaren blickt auf die Mauer im Garten, die ihr Lebensgefährte – dreizehn Jahre ist es her – gebaut hat. Man merkt ihr an, dass sie lieber über die Vergangenheit als über die Gegenwart spricht. Damals reichte sie ihm gefüllte Kaffeebecher aus der Küche über das Balkongeländer hinunter in den Garten. Der Gärtner wirkte schüchtern und ein wenig gehemmt, aber Marion erkannte hinter seiner Zurückhaltung eine Bescheidenheit, die sie mochte. Und der geschiedenen Frau gefiel es, dass ihn ihr spontaner Kaffeedienst freute. Immer häufiger entwickelten sich Gespräche zwischen ihnen, die meist von der humorvollen, zehn Jahre älteren Frau ausgingen. Hanno blieb lange reserviert. Erst später erfuhr sie den Grund für seine Zurückhaltung: »Er hatte damals gerade eine schlimme Scheidung hinter sich.« Eines Tages lag ein Zettel auf ihrem

Balkontisch. Darauf stand: »Bin gerade in der Telemannstraße, kannst du uns nicht mal einen Kaffee vorbeibringen?« – »Da wusste ich, dass auch er interessiert war.«

Seit Marion die Diagnose »Alzheimer« erfuhr, sieht sie, wie bedroht ihr spätes Familienglück ist. Die ehemalige Bankangestellte hat erkannt, dass es allein von ihrer Stärke abhängt, ob und wie lange sich dieses Glück bewahren lässt – für den gemeinsamen zwölfjährigen Sohn, für Hanno und für sie selbst. Dass das Glück irgendwann unwiederbringlich zerronnen sein wird, ist ihr spätestens seit dem Mo-

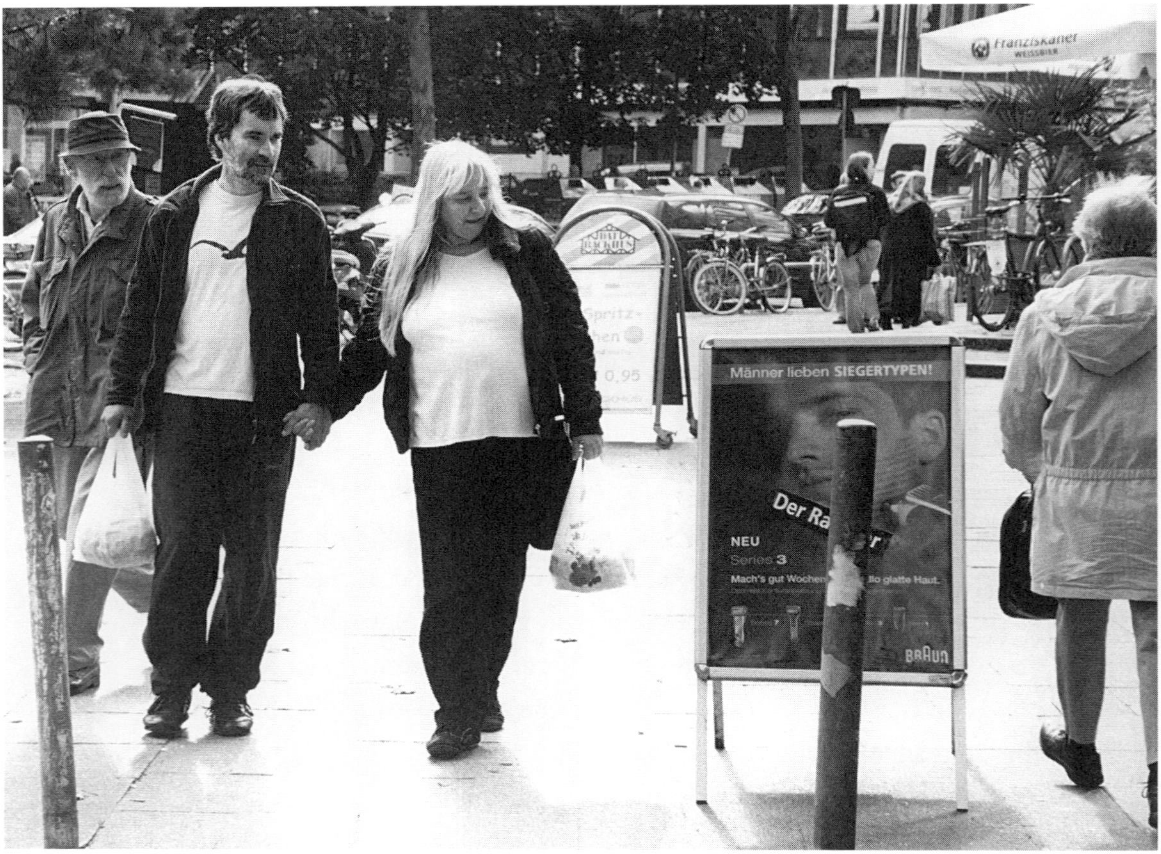

ment klar, als der Neurologe ihr in Hannos Abwesenheit sagte: »Ihr Lebensgefährte ist ein sehr junger Demenzkranker, daher müssen wir davon ausgehen, dass die Krankheit besonders schnell voranschreiten wird. Es ist zu befürchten, dass er schon in ein bis drei Jahren nicht mehr zu Hause betreut werden kann und in ein Heim muss.« Die Bedeutung dieser Worte ignoriert sie, sonst, das weiß sie, könnte sie nicht weiter für die Familie funktionieren, dann fiele ihr mühsam aufgebautes Glücksgebäude in sich zusammen. Marion Gebert hat sich fest vorgenommen, im Jetzt zu leben. »Ich mache keine Pläne mehr für die Zukunft. Ich denke immer nur von einem Tag zum anderen.«

Ein Jahr, nachdem Hanno bei ihr eingezogen war, kam Lars auf die Welt. Das Baby entwickelte sich gut. Marion war erleichtert. Schließlich war sie mit vierundvierzig Jahren keine junge Mutter mehr. Die humorvolle, lebhafte Frau und der sensible, sanfte Mann ergänzten sich gut. Sie unternahmen lange Spaziergänge mit dem Kinderwagen, machten Radtouren oder spielten im Sommer Kniffel oder Memory auf dem Balkon. Hanno gewann fast immer.

Marion erzählte Hanno von der Zeit, als sie noch bei einer Bank arbeitete, gut verdiente und zweimal im Jahr in die Sonne reiste. Und sie erzählte ihm auch von der schweren Psychose, an der sie damals litt, die ihrer Unabhängigkeit ein Ende machte und sie zwang, ihren Job aufzugeben. Die Ärzte hatten ihr gesagt, dass sie wahrscheinlich ein Leben lang auf Psychopharmaka angewiesen sein werde, um ein normales Leben ohne Schlafstörungen und Angstzustände führen zu können.

Dennoch, sagt sie heute, sie sei zufrieden gewesen, auch wenn sie die Jahre der Berufstätigkeit, der Unabhängigkeit und des Reisens vermisst und das niedrige Einkommen von Hanno und ihr Krankengeld kaum für die Miete und den Alltag der dreiköpfigen Familie ausgereicht habe.

Hanno sitzt auf dem Balkon. Sein Rücken ist leicht nach vorn gebeugt. Er blickt auf die Zeitung mit dem Kreuzworträtsel vor sich auf dem Tisch, die ihm Marion hingelegt hat. Den schwarzen Jogginganzug, den er trägt, hat sie ihm vor kurzem gekauft. Bei der Alzheimerberatungsstelle hatte man ihr gesagt, es sei wichtig, dass er bequeme Kleidung trage. »Die Hose musste ich kürzen, sie war etwas zu lang. Jetzt passt sie dir besser, oder?« Sie spricht mit ihm, wie Mütter mit ihren Kindern sprechen. Hanno blickt kurz auf, nickt kaum merklich und lässt den Kopf wieder nach vorn sinken. Seinem Gesichtsausdruck ist nicht zu entnehmen, was er in diesem Moment empfindet. Als Marion vom Gedächtnistraining berichtet, zu dem er heute Nachmittag muss, blickt er nicht mehr auf.

Wenn Hanno das vierstöckige Mietshaus verlässt und die vielbefahrene Einkaufsstraße überquert, steht Marion am Fenster und schaut ihm nach. Noch kann er gewohnte Wege allein gehen, doch ihre Unsicherheit über seine Unsicherheit wächst. Sie lässt sie sich kaum anmerken, vor allem nicht, wenn Lars zu Hause ist. Der zwölfjährige Junge stehe am Beginn seiner Pubertät und benötige jetzt sehr die prägende Vaterfigur, sagt Marion. Und er brauche möglichst viele Erinnerungen an einen starken, selbstständigen Vater. Erinnerungen für die Zeit danach, wenn Hanno für seinen Sohn nicht mehr da sein kann. Marion übernimmt die Rolle der Animateurin, um Vater und Sohn zu motivieren, aufeinander zuzugehen.

Mit diplomatischem Geschick vermittelt sie zwischen zwei Menschen, die in den wenigen Jahren vor Ausbruch der Krankheit kaum Zeit hatten, eine innige Beziehung aufzubauen. »Hanno war beruflich den ganzen Tag weg. Die körperliche Arbeit an der frischen Luft machte ihm viel Spaß, sodass für gemeinsame Unternehmungen mit Lars oft nur das Wochenende blieb. Für Lars war es das Größte, wenn er seinen Papa einmal ganz für sich allein hatte, wenn er mit ihm Billard spielen oder auf den Spielplatz gehen konnte.«

Das Verhältnis von Vater und Sohn hat seine alte Unbeschwert-

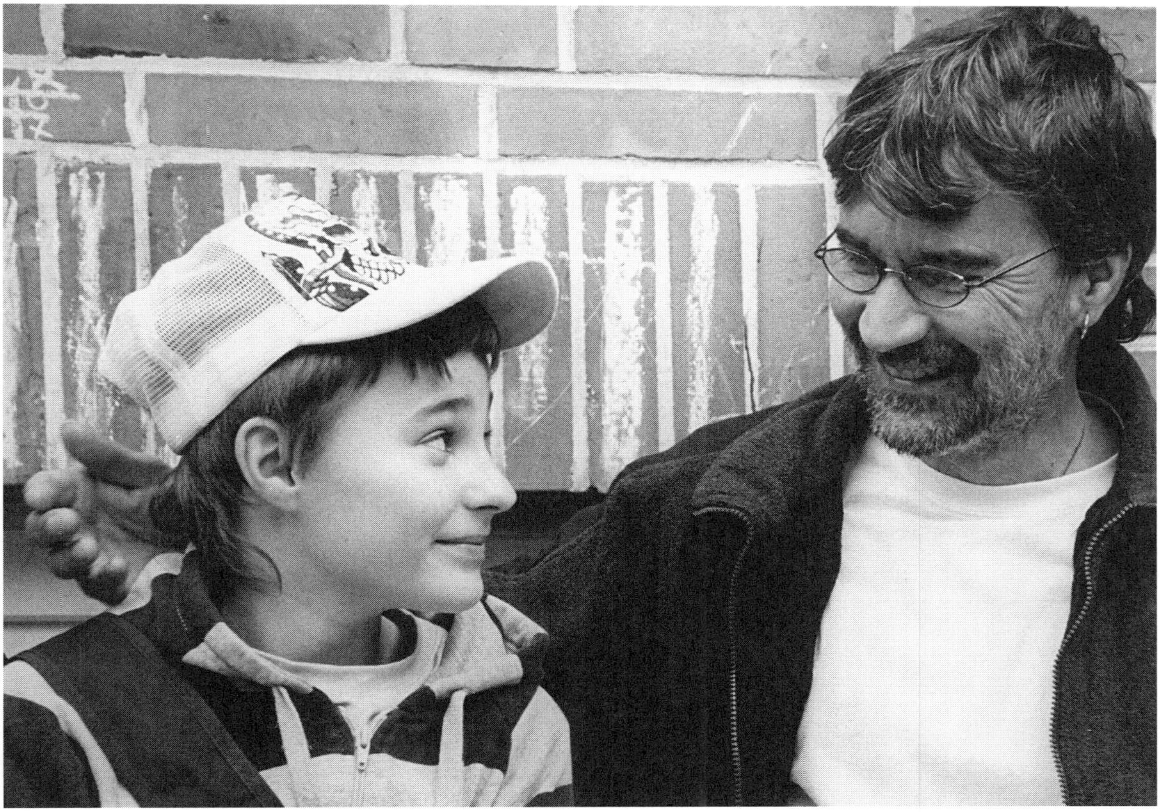

heit verloren. Lars wird ungeduldig, wenn sein Vater lange nach den Wörtern sucht, bis er antwortet. Es ist ihm peinlich, dass die anderen Freunde normale, berufstätige Väter haben, während sein Vater nur zu Hause herumsitzt, Kreuzworträtsel löst und der Mutter im Haushalt immer weniger helfen kann.

Hanno, früher vom Sohn für sein handwerkliches Geschick bewundert, braucht jetzt tagelang, um eine kaputte Stuhllehne zu leimen. Immer häufiger kommt es zu Streitereien zwischen Vater und Sohn. Der ehemals so friedliche und ausgeglichene Mann reagiert plötzlich ungeduldig und lautstark, wenn Lars sich seinem Willen widersetzt.

Die Reaktion des Sohnes bleibt nicht aus. Einmal fährt er voller Wut mit dem Fahrrad die Eingangstür im Erdgeschoss ein, ein anderes Mal pufft er den Vater nach einer Streiterei in den Magen. Aus Bewunderung wird Mitleid, ein Gefühl, das einen zwölfjährigen Jungen überfordern muss. Neben dem Sofa hängt ein Herz aus Lebkuchenteig. Darauf steht ›Papa ist der Beste‹. Die Zuckergussschrift bröckelt bereits. Aber Marion kann es nicht wegwerfen.

Drei Wochen verbrachte Hanno im vergangenen Jahr auf der neurologischen Station der Universitätsklinik. Die Ärzte standen vor einem rätselhaften Phänomen. Mit seinen fünfundvierzig Jahren war der Patient statistisch gesehen viel zu jung, um an einer Demenz zu leiden. Hanno wurde auf mögliche andere Gehirnkrankheiten hin untersucht. Aber eine nach der anderen konnte ausgeschlossen werden. Schließlich machten die Ärzte eine Lumbalpunktion, bei der Hirnflüssigkeit entnommen wird. Der furchtbare Verdacht wurde bestätigt. Sein Gehirn war bereits von den zerstörerischen Amyloid-Plaques befallen.

Seither ist Hanno erwerbsunfähig.

Die Streitereien zwischen Vater und Sohn machen Marion traurig, weil sie erkennt, wie wenig all ihre Mühen um ein Miteinander bewirken. Die Realität der Krankheit ist stärker. Sie schafft die Tatsachen, über die man Marion in der Beratungsstelle aufgeklärt und über die sie in den Fachbüchern gelesen hat. Marion gelingt es, Lars dazu zu überreden, einmal wieder wie früher mit dem Vater zum Minigolf zu gehen. Doch Hanno antwortet nur: »Kein Bock.« Seitdem hat Lars ihn nicht wieder gefragt. Eine stille Distanz hat sich über das Miteinander von Vater und Sohn gelegt.

Nach der Schule und dem gemeinsamen Mittagessen trifft Lars sich nun oft mit Freunden auf dem Spielplatz und kommt erst abends nach Hause zurück. In der Hoffnung, mit Lars ins Gespräch über die Krankheit des Vaters zu kommen, hat Marion ihm ein Kinderbuch zum

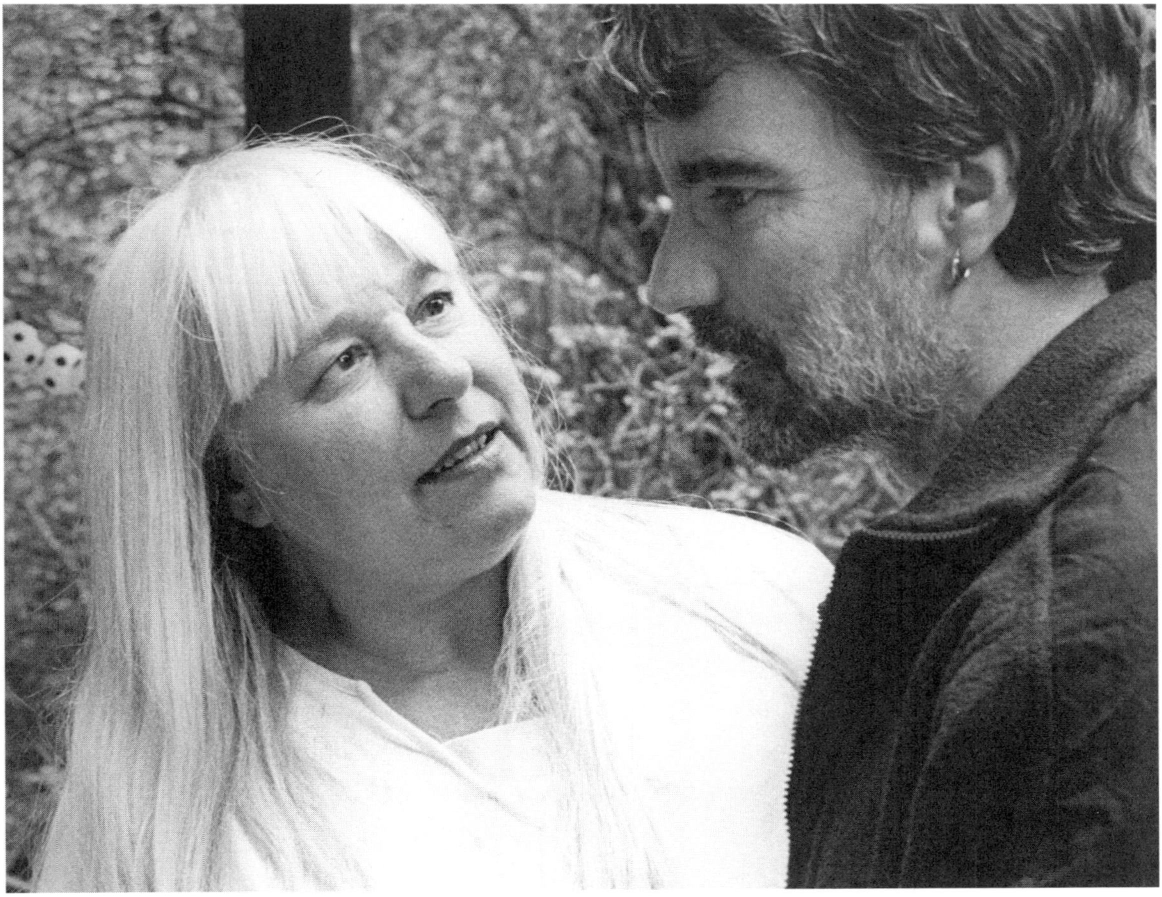

Thema Demenz gekauft. Aber Lars hat keine Fragen zu dieser Krankheit, die für ihn so offensichtlich ist.

Marion macht sich Sorgen um ihren Sohn, der seinem Vater nicht nur in seiner Physiognomie, sondern auch in seinem Wesen sehr ähnelt. Wie sein Vater macht auch Lars seine Nöte und Ängste mit sich selbst aus, und es bedarf bei dem stillen Jungen eines großen Einfühlungsvermögens, um sein verschlossenes Innenleben zu ergründen. Dass er in der Zeit, als die Krankheit manifest wurde, in der Schule wochenlang von fünf Klassenkameraden schikaniert wurde, verschwieg der Junge anfangs zu Hause. »Das war eine Situation, in der er dringend die Hilfe seines Vaters gebraucht hätte. Aber Hanno war dazu schon nicht mehr in der Lage.«

Wie passiv und klaglos Hanno seine Schwäche und sein Unvermögen bereits akzeptiert hat, beschreibt ein Erlebnis beim Sommerfest in Lars' Schule. Der Junge bekam Durst und bat seinen Vater, ihm etwas zu trinken von einem Stand zu holen, an dem sie gerade vorbeigegangen waren. »Da hat Hanno total abgeblockt, ist einfach wortlos stehengeblieben. Er wollte uns zwar nicht erklären, warum er nicht losging, um die Bitte zu erfüllen, aber wir haben beide gewusst, was der Grund war. Er wollte sich nicht die Blöße geben, dass er den Weg zu diesem Getränkestand nicht mehr finden konnte.« Seitdem ist er keinen unbekannten Weg mehr allein gegangen.

Verzweiflung oder Traurigkeit über den Verlust seiner Orientierung ist Hanno kaum anzumerken. Nur einmal, kurz nach der Diagnose, brach es unvermittelt aus ihm heraus: »Warum gerade ich?« Er war auf seine gute Konstitution immer stolz gewesen und hatte sich in seinem jugendlichen Habitus als unverletzbar empfunden.

Seine Freunde kommen immer seltener zu Besuch. Marion ist die einzige Verbindung zur Außenwelt, deren Radius mit Forschreiten der Krankheit immer kleiner wird. Noch kann er die vertrauten Wege allein zurücklegen, um morgens die Zeitung mit dem Kreutzworträtsel am Kiosk oder einmal in der Woche die Wasserkiste vom Supermarkt in derselben Straße zu holen. Jeden zweiten Tag besorgt er Brot beim Bäcker gegenüber und geht zum Gedächtnistraining.

Marion kontrolliert, ob er täglich die vorgeschriebene Dosis des Medikaments nimmt, das der Neurologe verschrieben hat. Hannos Zustand habe sich seit Monaten nicht verschlechtert. Während sie das sagt, atmet sie tief ein und wieder aus.

In drei Monaten bekommt Hanno kein Krankengeld mehr. Dann

bleibt nur noch ihre Erwerbslosenrente von monatlich 1400 Euro. Lars braucht neue Schuhe und eine Winterjacke. Außerdem ist die Spülmaschine kaputt. Marion hat ihren Bausparvertrag, ihren letzten »Notgroschen«, wie sie ihn nennt, aufgelöst. Seit vier Jahren ist die Familie nicht mehr verreist. Es war Marions Idee, dass sie in den Herbstferien nach Griechenland fahren. Sie freut sich sehr auf die Reise. Den Gedanken, dass es vielleicht die letzte Reise als Familie sein wird, schiebt sie weg. Marion möchte einfach nur einmal wieder in der Sonne sein.

Fragmente einer Mutter

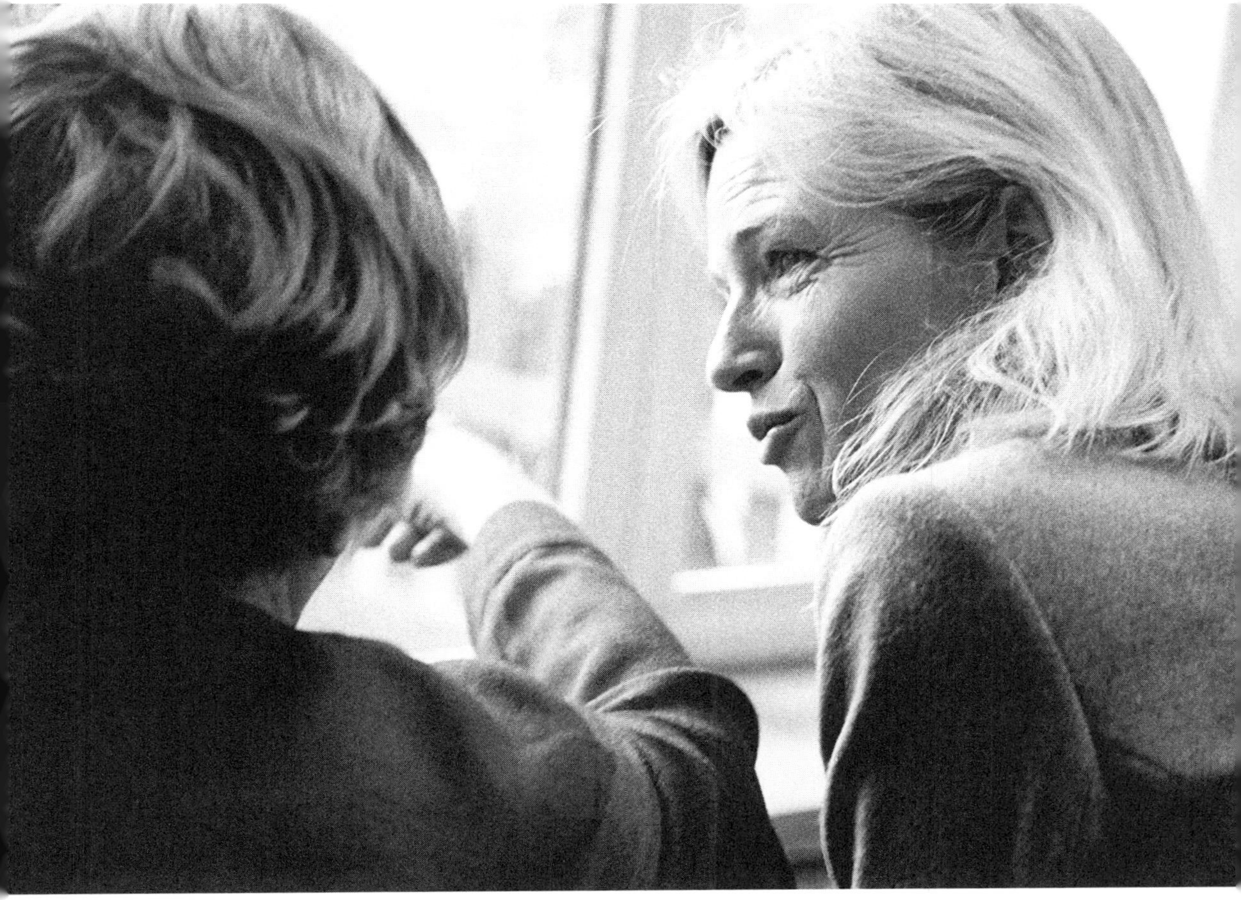

Ich hoffte, sie würde mich kennenlernen wollen. Ich hoffte, sie würde etwas werden, keine Mutter, dafür war es zu spät, aber jemand, der ein wenig normaler war. Das war ein unsinniger Wunsch. Sie hatte Alzheimer.

Marie Peterson, *Du denkst, du weißt alles*

Mit diesem Gefühl hatte sie nicht mehr gerechnet. Nicht nach all den Jahren der Resignation. Nicht nach all den Jahren Gewissheit, dass es weder Medikamente noch Ärzte gibt, die ihre Mutter aus dieser geistigen Sackgasse, aus diesem bedrohlichen Zustand zurückholen können. Und dann war dieses unerwartete Gefühl plötzlich da. Es war die Angst, sie zu verlieren, diesen Menschen, der einmal ihre Mutter war.

Mit allem hatte sie gerechnet, als die Heimleitung sie an diesem Wintertag anrief. Der Notarzt war bereits da. Noch auf der Fahrt ins Heim hatte Anne-Catrin Mücke versucht, sich auf den Abschied vorzubereiten, den Tod – auf die Erlösung.

Ihre 81-jährige Mutter war von einem Magen-Darm-Virus und einer Lungenentzündung stark geschwächt, das Ende schien nah. »Sie war so unglaublich schwach. Ich hielt ihre Hand und spürte, wie sie mit der wenigen Kraft, die sie noch hatte, meine Hand drückte und sich festhielt. Mir war, als ob sie kurz davor war, zu gehen, und ich dachte in diesem Moment, dass ihr Leben wirklich nicht mehr lebenswert sei, dass es für sie schön wäre, einfach zu sterben. Aber dann war da gleichzeitig dieses tiefe Gefühl des Verlusts, diese schmerzende Angst vor dem Abschied. Es ging mir unsagbar schlecht, und ich wünschte mir nur noch, dass sie weiterlebt.«

Seit diesem Tag ist Anne-Catrin Mücke bewusst, wie sehr sie an ihrer Mutter hängt, an dieser starken Persönlichkeit, von der kaum noch etwas vorhanden ist. Aber es sind eben die Fragmente, die sie liebt, weil sie ihr vertraut sind.

Heute ist ihre Mutter besonders gut gestimmt. Sie trägt eine rote

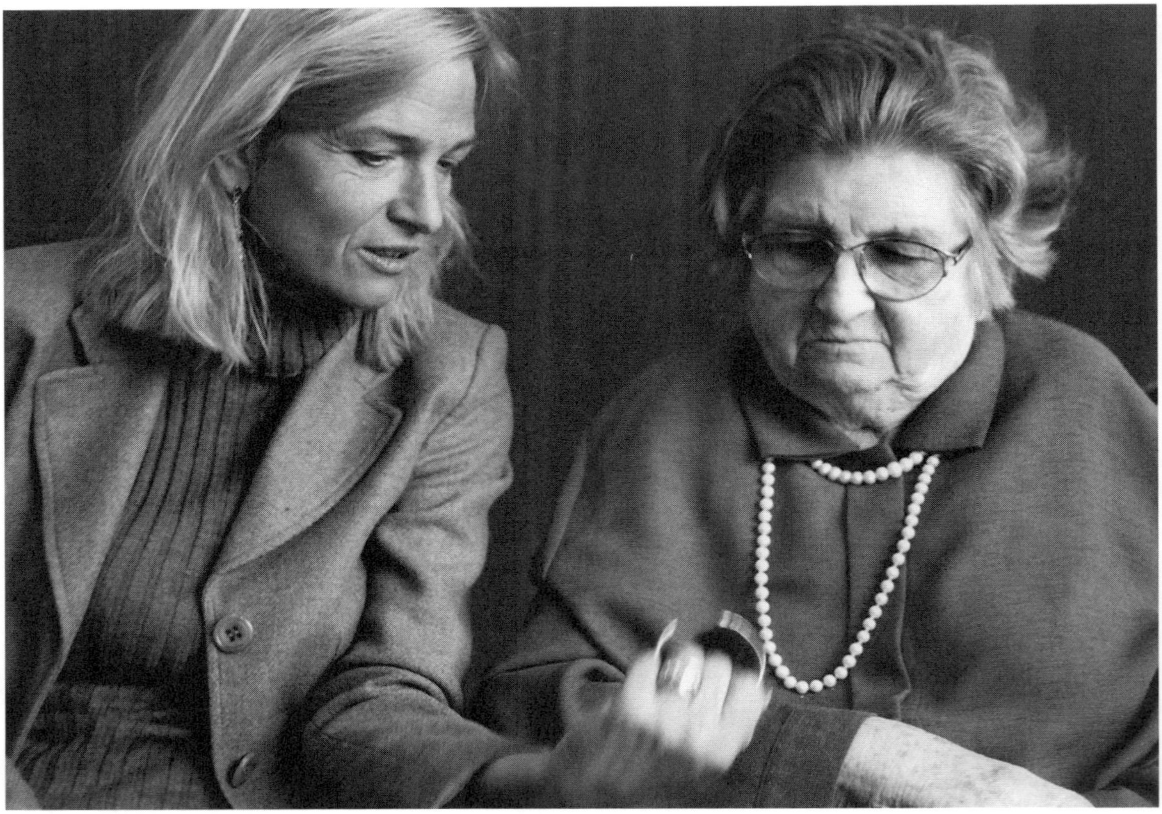

Kittelbluse. Erheitert zeigt sie auf eine Vase und ruft: »Da ist ja Mäusi Toit!«

Seit Monaten erkennt sie in allen Gegenständen, in Bildern, Büschen und Möbeln »Mäusi Toit«.

Anne-Cathrin Mücke kniet sich neben den Rollstuhl. »Mami, sag doch, wer ist Mäusi Toit? Ich möchte es so gern wissen.«

»Aua, mir tut das hier weh.« Ihre Mutter zeigt auf ihr linkes Bein.

»Was tut dir denn weh?«

»Ich will verreisen!« Jetzt zeigt ihre Mutter ans Ende des Flurs.

»Ja, Mami, lass uns verreisen.«

Sie schiebt ihre Mutter in das Besprechungszimmer am Ende des Flurs. Das Reiseritual gehört dazu, wenn die Tochter ihre Mutter besucht. Rituale sind wichtig, sie geben Struktur, und sie geben Halt. Nicht nur der Mutter, auch der Tochter. Auf der Fensterbank steht das Modell eines Containerschiffes.

»Sieh mal, da ist ja das schöne Schiff. Jetzt können wir verreisen.«

»Wo ist Mäusi Toit?«

»Mami, wen meinst du? Ist das eine Freundin aus deiner Schulzeit?«

»Paul. Das ist mein Mann!«

Die Tochter nimmt die Hand ihrer Mutter und erklärt: »Paul war dein Vater. Dein Mann hieß doch Harold, und er war mein Vater.«

Hilflos erwidert die Mutter den auf Verständnis hoffenden Blick der Tochter. Aber ihre Erklärungen haben jegliche Relevanz verloren. Der Fundus ihres Gedächtnisses ist verschüttet, unzugänglich für Mutter und Tochter.

Anne-Cathrin Mücke war dreizehn Jahre alt, als ihr Vater starb. Mit ihren Klassenkameraden hat sie nie über das, was sie nach dem Tod des charismatischen Möbelfabrikanten zu Hause durchmachte, gesprochen. Als einziges Kind war sie einer Mutter ausgeliefert, deren Egozentrik durch das frühe Witwendasein noch verstärkt wurde. »Morgens ist sie nie aufgestanden, um mich zu wecken. Sie blieb im Bett. Ich habe ihr Frühstück gemacht, Kaffee bereitet und Brote gemacht, bevor ich zur Schule ging. Mir war ihr Verhalten vor meinen Freundinnen peinlich. Ich wollte nichts Schlechtes über sie sagen, schließlich war sie meine Mutter und durch den Tod meines Vaters die wichtigste Bezugsperson für mich; Verwandte gab es keine. Also machte ich alles mit mir allein aus. Wirklich schwer auszuhalten war ihre exzentrische, unberechenbare Art. Ich wurde zum Ventil ihrer Launen. Als ich siebzehn Jahre alt war, auf Partys ging und das Leben genoss, sagte sie einmal abends: ›Ich bring mich um, und du bist schuld.‹ Dann schloss sie sich für eineinhalb Tage ein. Ich machte mir furchtbare Sorgen. Schließlich bin ich vom Garten aus ins Haus eingestiegen und fand sie vor dem Fernseher.«

Anne-Catrin Mücke lebte fortan mit dem Wunsch, ganz anders zu werden als ihre Mutter. Sie studierte Jura. Der Umgang mit den nüchternen Gesetzestexten lag ihr, das logische, argumentierende Denken auch. Ihren ausgeprägten Sinn für Gerechtigkeit will sie vom Vater geerbt haben. Sie wurde Richterin.

Und sie wurde Mutter. »Als mein erster Sohn auf die Welt kam, habe ich gemerkt, dass ich völlig anders empfand als meine Mutter. Ich wollte ihm Liebe geben, für ihn da sein, mich kümmern, so wie ich es mir immer gewünscht hatte.«

Der zweite Sohn kam auf die Welt, aber es war eine ganz eigene Welt. Er entwickelte sich nicht wie sein Bruder, wie ein gesundes Kind, weder geistig noch körperlich. Die Ehe zerbrach. Die Richterin war am Ende ihrer Kraft.

In dieser Zeit stand ihre Mutter am Beginn einer Krankheit, von der ihre Tochter noch nichts ahnte.

»Ich merkte nur, dass sie nicht mehr allein zurechtkam. Jeden Morgen bin ich zu ihr gefahren und habe in ihrer Wohnung Ordnung gemacht, für sie eingekauft, gekocht. Sie war so angewiesen auf meine Hilfe, und sie war so aggressiv und so streitsüchtig. Aber das war ich ja gewohnt. Sie war schon immer schnell gereizt gewesen. Aber jetzt verdächtigte sie mich, ihr Geld gestohlen zu haben, suchte wütend ihre Brille, fluchte über jeden und über alles. Sie wurde immer unerträglicher, unberechenbarer und extremer in ihren Äußerungen. Einmal sagte sie zu mir: ›Du bist ja noch nicht mal in der Lage, ein gesundes Kind zu bekommen.‹ Das schmerzte sehr. Ich war wie gelähmt. Ich hätte ihre Unterstützung und Hilfe so sehr gebraucht in meiner Situation. Aus Liebe habe ich mich damals nicht um sie gekümmert, sondern aus reinem Pflichtgefühl. Und das ist ein Zustand, der Jahre anhielt und den ich immer bedauert habe, bedauert habe für mich selbst und auch für uns als Mutter und Tochter.«

Dass sich hinter dem Verhalten ihrer Mutter mehr verbarg, als nur charakterliche Defizite, vermutete die Tochter erst, als die alte Frau eines Tages mit dem Taxi über mehrere hundert Kilometer an die Nordsee fuhr, zu wenig Geld dabeihatte und wütend bei ihr anrief. Nun erkannte sie, dass die Mutter ihre Wut und ihre cholerischen Attacken lediglich wie ein Schutzschild vor sich her trug, um den Kahlschlag in ihrem Gehirn zu vertuschen. Die Angst vor der eigenen Auflösung bestimmte ihr Verhalten.

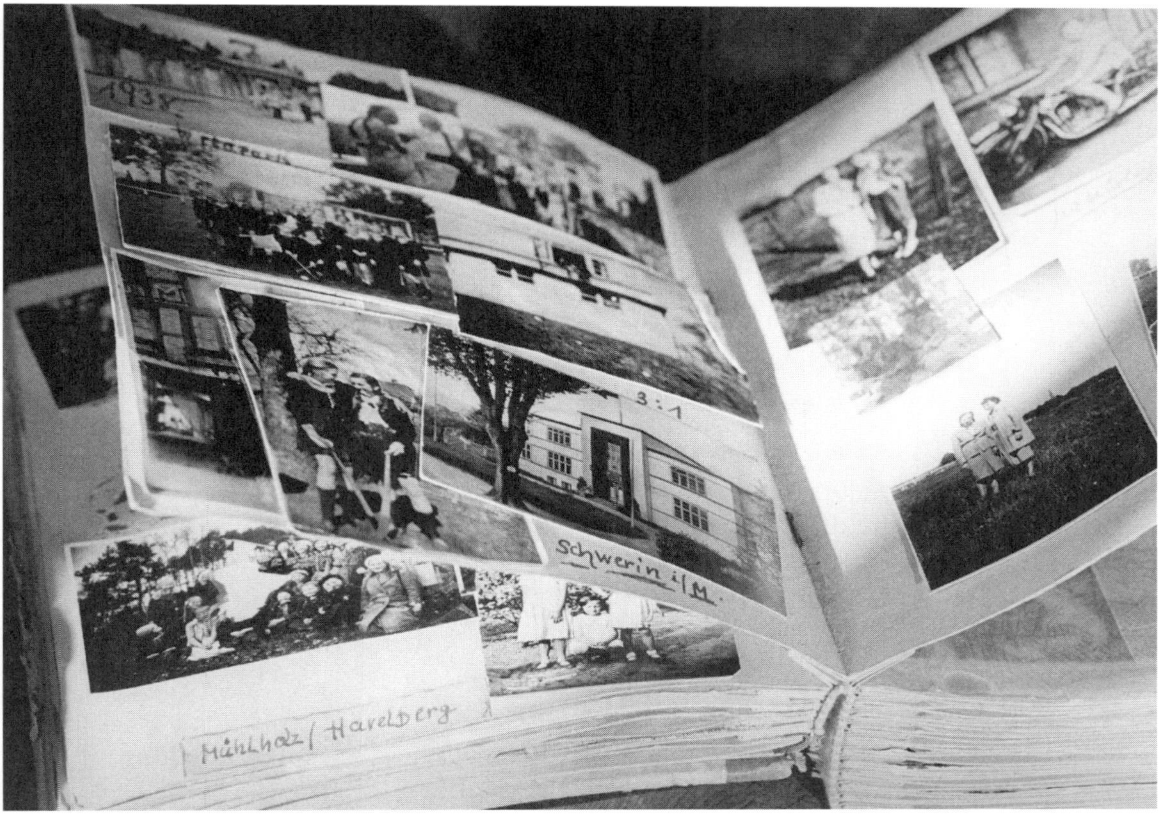

Willkür und Chaos führten längst Regie. Fast täglich hob die agile Dame Tausenderbeträge von ihrem Konto ab, die Wohnung stand unter Wasser, die Banane lag im Wasserkocher, in Plastiksäcken hortete sie Modeschmuck, den sie kaufte und nie trug, sowie Babykleidung, die sie nie verschenkte. Fremde Betreuung lehnte sie ab. Und die Menschen lehnten ihre Fremdheit ab. Ihr unheimliches Verhalten hatte einen Bannkreis geschaffen, den nur noch ihre Tochter übertrat.

Als das ärztliche Gutachten die Unzurechnungsfähigkeit ihrer Mutter bescheinigte und die Diagnose »Demenz« feststand, war der Antrag auf Pflegestufe I bereits gestellt – und wurde abgewiesen.

Anne-Catrin Mücke dachte an ein Heim und verwarf den Gedanken wieder. »Ich fühlte mich so schäbig. Ich musste sie schon entmündigen lassen, da konnte ich ihr doch nicht noch ihr Zuhause nehmen. Aber dann häuften sich diese katastrophalen Szenen, wenn ich sie beispielsweise waschen musste, weil sie sich komplett eingekotet hatte. Ich schaffte es nicht allein, sie aus der Wanne herauszuhieven, weil sie sich wehrte. Das waren grauenvolle Momente, in denen mir klar wurde, wie einsam ich mit ihrer Krankheit war.«

Um ihre Mutter zu versorgen und sie mit zum Einkaufen zu nehmen, stellte sie eine Pflegerin ein, die sich zu Hause um ihren kranken dreijährigen Sohn kümmerte.

Zerrissen zwischen dem Pflichtgefühl, der kranken Mutter ihre Welt zu erhalten, und dem Bedürfnis, sich dem eigenen Kind und seiner Behinderung zu widmen, verlor sie das eigene Leben aus dem Blick. »Irgendwann konnte ich nicht mehr. Da bot mir ein Freund an, die Pflege meiner Mutter zu übernehmen, damit ich endlich einmal verreisen konnte.«

Doch dazu kam es nicht. Kurz vor der Abreise stürzte ihre Mutter und brach sich den Schenkelhalskopf. Sie musste ins Krankenhaus. An Urlaub war nicht mehr zu denken. Statt der ersehnten Erholung überkam die Tochter angesichts der Vorstellung, nach dem Klinikauf-

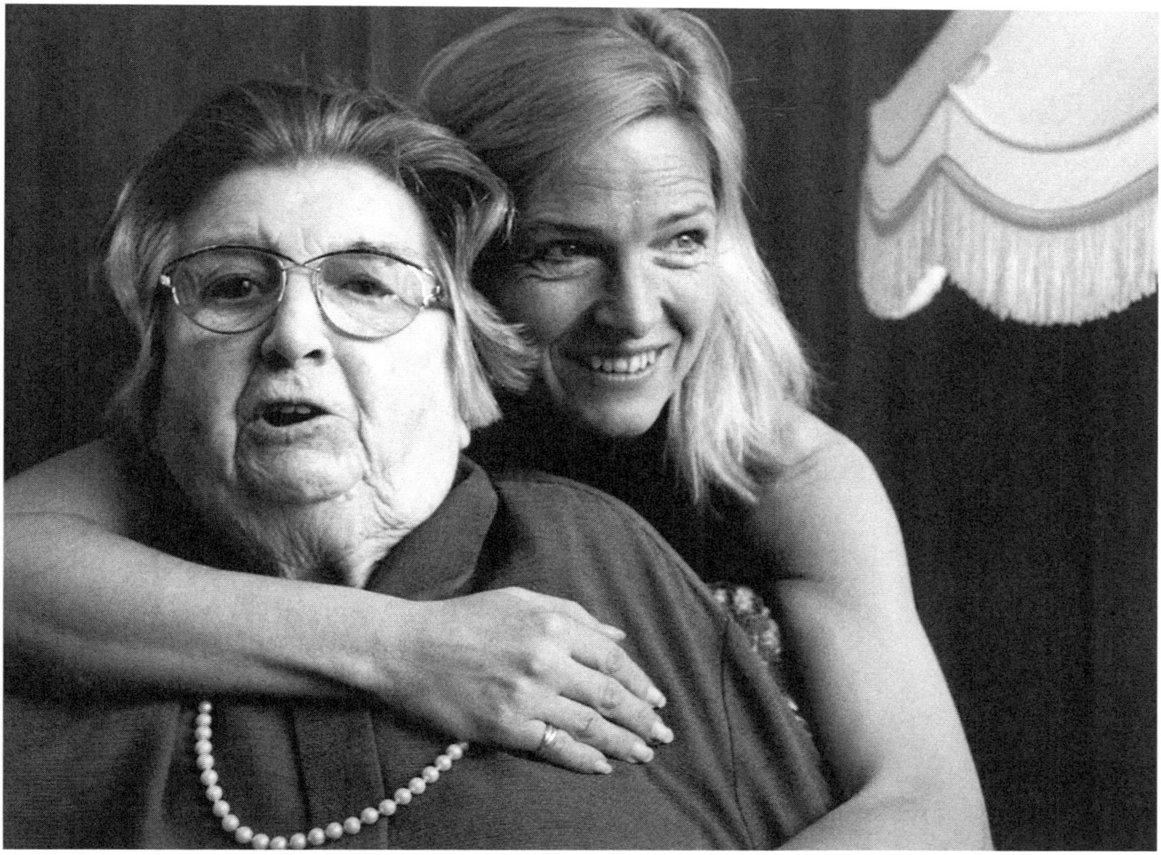

enthalt der frisch operierten Mutter den Gebrauch der Krücken aufzuzwingen, Panik.

Es ergab sich auf dem Krankenhausflur ein Gespräch mit einem Pfleger. Ein Satz von ihm brachte die Wende. »Wir schaffen es nicht zu dritt, auf Ihre Mutter aufzupassen, wie wollen Sie es alleine zu Hause schaffen? Ihre Mutter ist schwer demenzkrank. Sie muss in ein Heim.«

Anne-Catrin Mücke spürt noch heute dieses Gefühl der Erlösung und des Trosts. Zum ersten Mal erkennt ein anderer Mensch die

Schwere ihrer pflegerischen Aufgabe und spricht sie direkt an. Eine große Last fällt von ihren Schultern.

Mit der Entscheidung, die Mutter ins Heim und in die Hände anderer Menschen zu geben, tut sie den ersten Schritt auf einem langen Weg zurück in Selbstbestimmung und Unabhängigkeit, an die sie sich erst wieder gewöhnen muss. Mit den Monaten und den Jahren gewinnt die Richterin die Freude an ihrem Beruf zurück und holt die Zeit mit ihren Söhnen nach.

Ihr wird bewusst, wie groß die Abhängigkeit und wie mächtig das Pflichtgefühl gegenüber ihrer Mutter war. An die Stelle von Disziplin und Stärke tritt ein spätes Tochtergefühl, das sich nicht mehr aus dem Anspruch speist, eine gute Tochter sein zu müssen, sondern aus der Anerkennung für diese Frau mit ihrer Biographie und ihrem Schicksal.

Gern blättert Anne-Catrin Mücke in den Fotoalben, die ihre Mutter akribisch pflegte, indem sie die Jugendfotos herausriss und an anderer Stelle wieder hineinklebte, eng aneinander. Sie bekritzelte den wenigen Platz dazwischen mit abfälligen oder schwärmerischen Kommentaren, so als wolle sie ein dichtes Maschennetz aus Bildern und Worten schaffen, durch das keine Erinnerung hinaus ins Vergessen schlüpfen kann. »Vielleicht hat sie schon sehr früh gespürt, dass sie ihre Erinnerungen zusammenhalten muss. Vielleicht waren die Vorboten der Krankheit schon lange da. Ich konnte es nicht früher erkennen und mache mir deshalb auch keinen Vorwurf. Ich habe gelernt zu begreifen, dass ich ihr Leben nicht bestimmen kann und nicht beurteilen muss. Dafür bin ich nicht zuständig. Diese Haltung hat es mir möglich gemacht, irgendwann mit ihr Frieden zu schließen, mich mit meiner Mutter zu versöhnen.«

Ihr analytischer Verstand hilft ihr, den Raum zu finden, den sie braucht, um die schweren Jahre der Auseinandersetzung mit ihrer Mutter zu verarbeiten. Und sie hat sich wieder verliebt. Die Last der vergangenen Jahre erscheint ihr manchmal wie Filmszenen aus einem anderen Leben.

Sie nimmt ihre Söhne wieder öfters mit ins Heim. Es ist Sonntagnachmittag. Sie essen Kuchen in der Cafeteria. Während sein großer Bruder bei den beiden Frauen sitzt, steht Tim Florian auf und läuft umher. Er kann nicht lange still sitzen. Er ist jetzt dreizehn Jahre alt, und seine Mutter macht sich Sorgen um seine Zukunft. Aber sie kann ihn nicht vor seinem Schicksal bewahren. Sie kann ihn auch nicht davor bewahren, dass eine Dame am Nachbartisch mit lauter Stimme abfällig über ihn spricht. Sie weiß, es ist nicht diese Frau, die da spricht. Es ist die Krankheit in ihrem Kopf.

Ein Gehirn, das nicht benutzt wird, macht Unfug

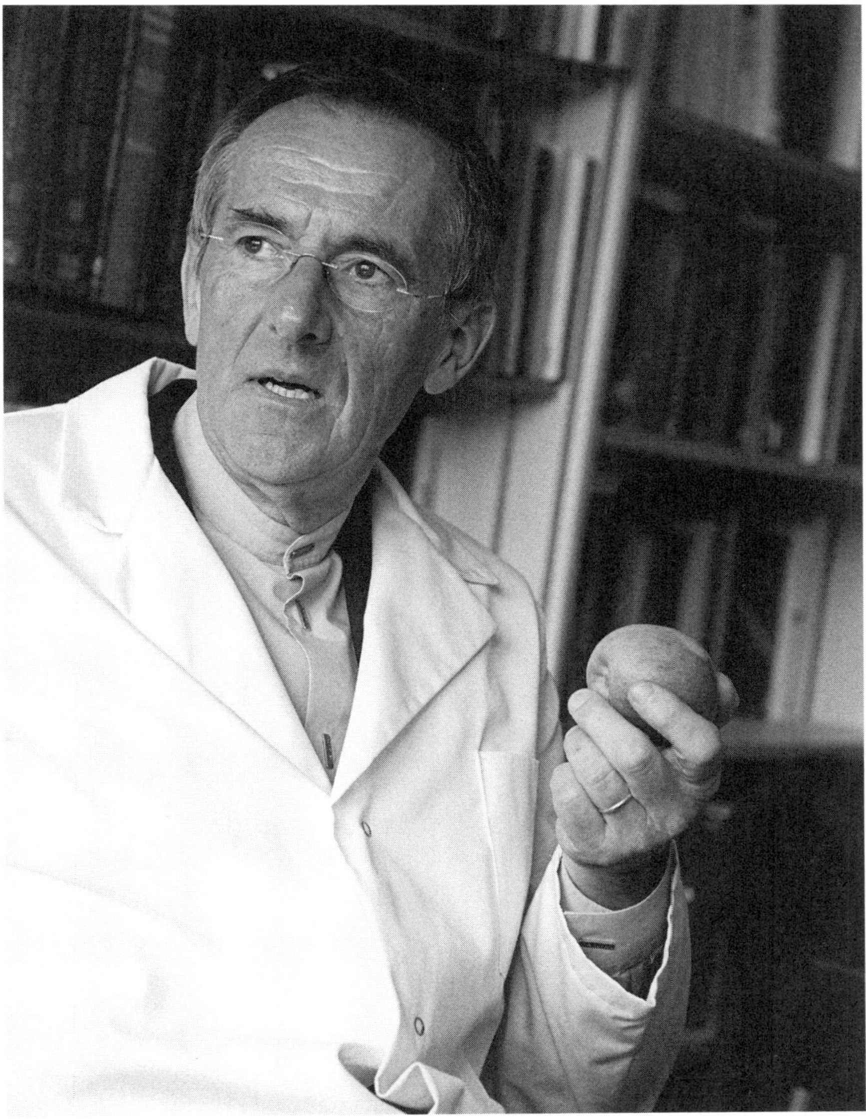

Ganz egal, wer der Vater einer Krankheit ist,
die Mutter ist immer die Ernährung.

Chinesisches Sprichwort

Sein Tag beginnt immer gleich. Er stellt sich auf ein Bein und fixiert einen imaginären Punkt an der Wand. Konrad Beyreuther geht in die Balance, er probt frühmorgens sein Gleichgewicht. Danach, in der Küche, mahlt er eine Handvoll Leinsamen und mischt sie unter das Müsli. Weizenkeime, Sonnenblumen- und Kürbiskerne kommen hinzu. Nun schneidet er Obst in Würfel und garniert damit sein Frühstück. Dann schluckt er eine Kapsel Fischöl, eine viertel Aspirin, ein halbes Milligramm Folsäure und Tabletten mit Vitamin C, Fluor, Magnesium und Calcium. Anschließend holt er sein Fahrrad aus der Garage und fährt den Neckar entlang zum Institut für Molekulare Biologie an der Universität Heidelberg.

Am Morgen an den Lebensabend denken, das ist das Credo des 67-jährigen Professors. Und es ist nicht männliche Eitelkeit, die den Forscher treibt. Es ist Angst. Die Angst vor einer Krankheit, der er vor zwanzig Jahren den Kampf erklärt hat und von der er weiß, dass es gegen sie, solange er lebt, kein Heilmittel geben wird. Vor einigen Jahren ist seine Mutter an Alzheimer gestorben. Ihren schleichenden Hirntod musste der Sohn, einer der weltweit führenden Alzheimerforscher, mitansehen.

Von der Angst spricht Konrad Beyreuther nicht. Stattdessen sucht er in seinem Büro nach einer Zeichnung von Alois Alzheimer und findet sie in einem der Bücherregale, die bis unter die Zimmerdecke reichen. Der Molekularbiologe, der in Harvard und Cambridge lehrte, in den achtziger Jahren gemeinsam mit einem britischen Kollegen den BSE-Erreger entdeckte und später das APP-Gen, das Schlüsselgen der Alzheimerkrankheit fand, bezeichnet sich als einen »sehr optimistischen Menschen«. Seine bayerische Fröhlichkeit wirkt ansteckend. »Ich weiß, dass viele Kollegen über meinen gesunden Lebensstil lachen. Kürzlich meinte einer: Der Beyreuther macht wohl eine *uncontrolled single person-study*. Dabei irrt er, ich führe keinen Ein-Personen-Versuch durch, sondern einen mit zwei Testpersonen. Meine Frau muss mitmachen, genauso gesundheitsbewusst leben wie ich. Schließlich will ich sie später nicht pflegen müssen.«

Die humorige Art soll darüber hinwegtäuschen, wie ernst es dem Forscher mit seinem Selbstversuch ist. Dem Vater von zwei Kindern und Sohn eines Pfarrers liegt viel daran, seine These zu belegen, die viele seiner Kollegen nicht akzeptieren wollen. Sie lautet: Wir sind der Krankheit nicht hilflos ausgeliefert. Gezielte Prävention kann den Ausbruch von Morbus Alzheimer verzögern, wenn nicht sogar verhindern. Der Wissenschaftler ist überzeugt, dass ein gesunder Lebensstil ein essenzieller Präventionsfaktor ist. Dass regelmäßige Bewegung, eine Ernährung aus Fisch, Obst, Gemüse und wenig Fleisch dem Zersetzungsprozess des Gehirns Einhalt gebietet. Präventiv wirke auch täglich ein Glas Rotwein, grüner Tee, anregende Sozialkontakte, lebenslanges Lernen und so wenig Fernsehen wie möglich. Vor allem aber gilt es, seelischen Stress zu vermeiden, um Depressionen zu verhindern. Schwere negative Gemütszustände wirken beschleunigend auf den Verfall des Gehirns und gelten als Hauptursache neurodegenerativer Erkrankungen.

»Wenn Auguste Deter heute in die Klinik käme, und man diagnostizierte Alzheimer, könnte man ihr genauso wenig helfen wie vor hundert Jahren«, lautet sein ernüchterndes Fazit. Auguste Deter war die erste Alzheimerpatientin der Medizingeschichte. In ihrem Hirn entdeckte der Psychiater Alois Alzheimer 1906 die destruktiven Eiweißplaques, die seither für den mentalen Verfall verantwortlich gemacht werden. Mit dem historischen Vergleich will Konrad Beyreuther verdeutlichen, wie entscheidend der Zeitpunkt der Diagnose ist. Ist die

Krankheit bereits fortgeschritten, kann man auch heute, hundert Jahre nach Alois Alzheimers Entdeckung, kaum helfen. »Dann befindet sich der Erkrankte in der zweiten Phase der Krankheit, und neunzig Prozent der Nerven im Hypocampus, der alle neuen Informationen speichert, sind dann bereits unwiederbringlich zerstört.«

Der Missstand der viel zu späten Diagnose sei auf den weitverbreiteten Glauben vieler Ärzte zurückzuführen, erst ein leidender Mensch sei tatsächlich krank und damit behandlungswürdig. Dadurch werde in der Therapie kostbare Zeit verschenkt.

Konrad Beyreuther holt tief Luft. Der ewige Zwist zwischen Forschung und Praxis lässt ihn auch nach vierzig Berufsjahren nicht kalt. Umso weniger, als doch unter seiner Regie bereits ein Test entwickelt wurde, mit dem jeder Arzt diese Krankheit mit großer Sicherheit diagnostizieren kann. Hirnflüssigkeit wird aus dem Rückenwirbel entnommen und auf sogenannte biologische Marker hin untersucht. Diese geben darüber Aufschluss, ob das schädliche Amyloid vorhanden ist. In den Kliniken hat sich der Test bereits durchgesetzt, nicht aber bei den niedergelassenen Ärzten. Das erzürnt den ehemaligen Staatsrat von Baden-Württemberg. Daher gilt sein Engagement gemeinsam mit der Deutschen Alzheimer Gesellschaft auch einer verbesserten Ärztefortbildung.

Viele Jahre lang war ihm die eigene Gesundheit egal. Als junger Forscher hat er bis tief in die Nacht im Labor gesessen, wenig gegessen und viel geraucht. Als er Anfang der achtziger Jahre auf einem der ersten Alzheimerkongresse in den USA war, spürte er, dass diese Krankheit unsere Gesellschaft grundlegend verändern wird. Erstaunt fragten ihn die anderen Forscher, was er als Chemiker überhaupt auf dieser Spezialistentagung suche. »Damals gab es gerade mal zehn deutsche Forscher, die wussten, was Alzheimer war«, beschreibt Konrad Beyreuther den damaligen Wissensstand. »Ich will die Ursachen der Krankheit finden«, lautete seine anmaßende Antwort.

Dieses hehre Ziel hat er zum Teil erreicht. Sein Team fand heraus, dass es tatsächlich die Amyloid-Plaques sind, die das Vergessen hervorrufen. Allerdings konnte er bisher das Rätsel, warum fast ausschließlich alte Gehirne befallen werden, nicht lösen.

Ein Forscher hat nur Erfolg, wenn er anders denkt als die anderen, glaubt Konrad Beyreuther. Dass es Visionäre nicht immer leicht haben, vor allem dann nicht, wenn sie unpopuläre Erkenntnisse verkünden, hat der Querdenker im Lauf seiner Karriere oft erfahren müssen. Als er proklamierte: »Jeder bekommt Alzheimer – man muss nur alt genug werden!«, wurde er ausgelacht. Heute lacht keiner mehr, denn er hat recht.

Belegen kann der Molekularbiologe seine These mit einer Langzeitstudie. Gemeinsam mit australischen Kollegen untersuchte er 2200 Gehirne, um dem Prozess der Amyloid-Plaque-Bildung auf die Spur zu kommen. »Wir haben festgestellt, dass unter fünfzig Jahren niemand, abgesehen von den wenigen erblichen Fällen, an Alzheimer erkrankt war. Doch schon zwanzig Prozent der Gehirne der Fünfzig- bis Sechzigjährigen waren bereits auf dem Weg zum Alzheimer, und vierzig Prozent der Siebzig- bis Achtzigjährigen hatten bereits deutlich sichtbare Alzheimer'sche Veränderungen. Bei den über Achtzigjährigen war dann jedes Gehirn plaqueverseucht.«

Eine furchterregende Erkenntnis, besagt sie doch, dass die Krankheit, einer »tickenden Zeitbombe gleich«, lange vor ihrem Ausbruch in unserem Gehirn schlummert. Unweigerlich bricht sie irgendwann aus. Oder eben nicht, wie die sogenannte Nonnenstudie belegt. 678 katholische Glaubensschwestern der School Sisters of Notre Dame in Kentucky (USA) erklärten sich bereit, ihre Gehirne nach ihrem Tod der Alzheimerforschung zur Verfügung zu stellen. Das Ergebnis verblüffte die Fachwelt: In einem Großteil der Gehirne der gestorbenen Frauen fanden sich zwar die körnigen Eiweißpartikel, doch die Krankheit war nur bei einem sehr geringen Prozentsatz der untersuchten Frauen ausgebrochen. Wie konnte das sein? Hatte ihre strikte Lebensführung, ihr fester Glaube und ihre Gottesfurcht sie vor dem Ausbruch dieser Krankheit bewahrt? Waren ihre Lebenseinstellung und ihr lebendiger Geist stärker als das Gift in ihrem Hirn?

Konrad Beyreuther verwundern diese Ergebnisse nicht. Natürlich sei die Lebensführung entscheidend. Menschen vereinsamen, werden depressiv, wenn sie zu lange allein leben. Das soziale Miteinander, wie es die Nonnen lebten, sei sehr wichtig für die Prävention vor Alzheimer. »Und ein Gehirn, das nicht mehr benutzt wird, macht eben Unfug.« Es ärgert ihn, dass sich unsere Gesellschaft schon so weit von diesen simplen Erkenntnissen entfernt hat, die früher einmal Allgemeingut waren.

Am Ende seiner Laufbahn als Molekularbiologe muss Konrad Beyreuther erkennen, dass seine Kollegen in den Labors in ihrer verzweifelten Suche nach dem Ursprung der Krankheit einem Bemühen nachhängen, das unter Umständen erfolglos bleiben wird. Deshalb führen ihn seine Spaziergänge durch Heidelberg häufig zum Grab von Emil Kräpelin, bei dem Alois Alzheimer sein Handwerk erlernte. Mit dem Psychiater und Hirnforscher teilt Konrad Beyreuther seine späte Einsicht. Denn obwohl Emil Kräpelin als Begründer der modernen Psychiatrie gilt, habe er nie ein Reagenzglas in der Hand gehabt oder ein Gehirn zerschnitten, um zu seinen Erkenntnissen zu kommen, sagt Konrad Beyreuther. »Er hat einfach nur beobachtet – mit den Augen. Darum geht es doch. Nicht nur darum, Moleküle zu entdecken, sondern den Menschen als Ganzheit zu betrachten. Die ganzheitliche Medizin wird heute vernachlässigt, weil es ja so wahnsinnig wichtig ist, die Maschinen, die man angeschafft hat und für nur so wenige Fälle braucht, zu amortisieren.«

Morgen früh nach dem Aufstehen wird Konrad Beyreuther wieder die Balance suchen. Er will keine Angriffsfläche bieten – weder der Krankheit noch der eigenen Angst.

Morgen ist alles wieder gut

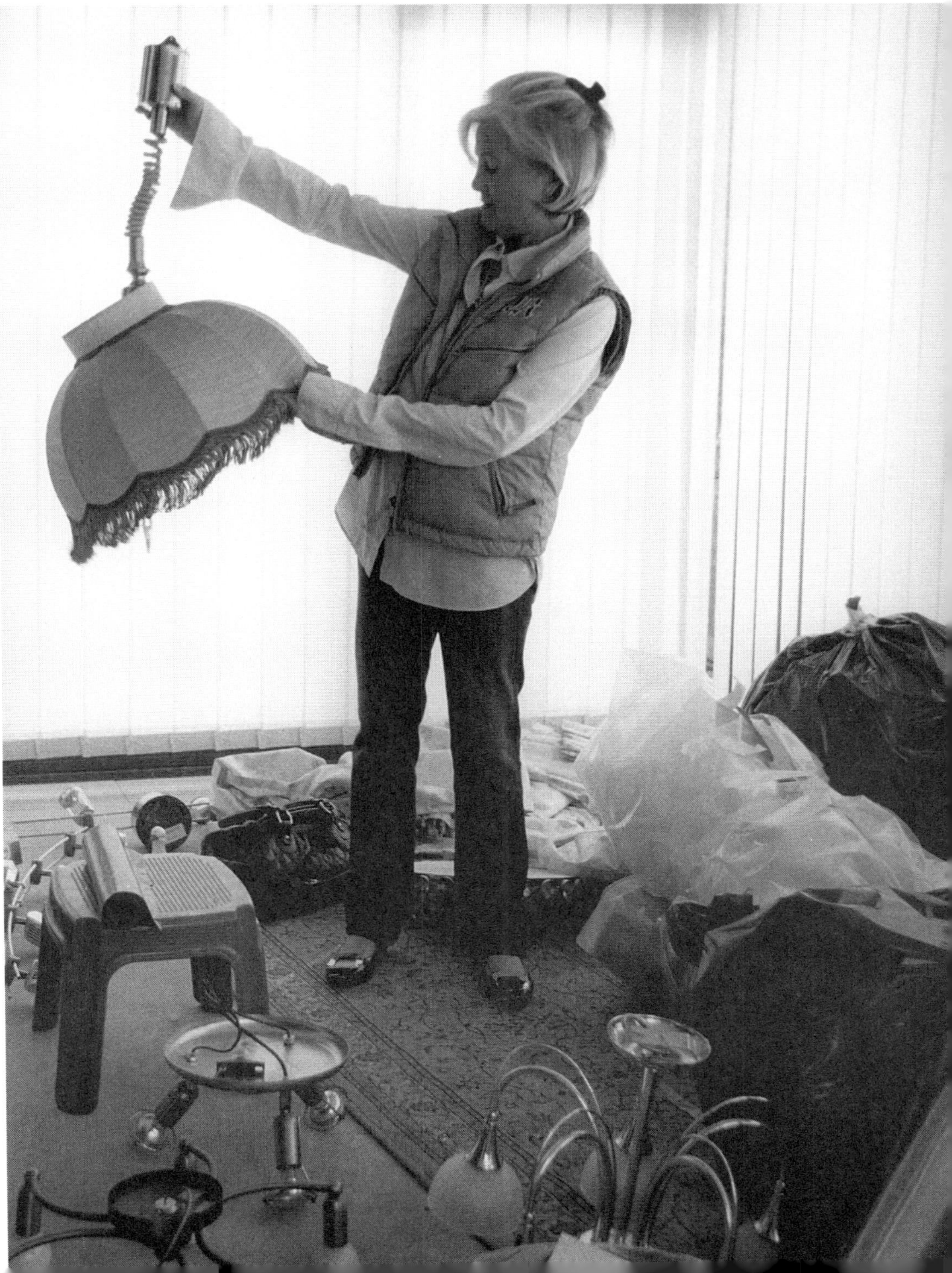

Die Gewohnheit zu denken legt manchmal das Gefühl für das Wirkliche lahm, macht dagegen immun und lässt es nur allenfalls noch als etwas nur Gedachtes erscheinen.

Marcel Proust, *Auf der Suche nach der verlorenen Zeit*

Für sie sollte eine neue Lebensphase beginnen. Die Kinder waren aus dem Haus. Sie freute sich auf die ehrenamtliche Aufgabe bei einer Stiftung. Schon lange hatte die ehemalige Aufnahmeleiterin mit dem Gedanken gespielt, ihre Kraft für andere Menschen einzusetzen. Gerade nahm sie mit großem Elan ihr erstes Stiftungsprojekt in Angriff, da wurde ihr bewusst, dass es nicht die afrikanischen Kinder waren, die dringend ihrer Hilfe bedurften.

In diesen Monaten der wachsenden Erkenntnis, dass ihre Mutter zum Pflegefall wird, hilft es Gabriele Völkers, uns an ihren Gedanken, ihrer Verzweiflung und ihren Ängste teilhaben zu lassen. Entstanden ist ein Protokoll in Tagesnotizen, das die sieben Monate vom Ausbruch der Krankheit bis zum Umzug der Eltern ins Heim umfasst.

8. Juli

Ich weiß nicht, was mit meiner Mutter los ist.

Mein Vater rief mich gestern an, als meine Mutter gerade zum Einkaufen das Haus verlassen hatte, und sagte, sie sei so verwirrt, suche ständig nach Dingen und verlege sie wieder, sobald sie diese gefunden habe. Ich bin sofort hingefahren.

Schon seit längerer Zeit war mir aufgefallen, dass meine Mutter oft unkonzentriert ist. Aber das hat mich nicht weiter verwundert. Schließlich ist sie achtzig.

Weinend saß mein Vater vor mir und berichtete, dass plötzlich die ganz normalen Dinge des Alltags so schwierig für sie seien.

Wenig später kam meine Mutter heim mit Taschen voller Lebensmittel. Fünf Stück Butter hatte sie gekauft. Ich versuchte, ihr beim Auspacken zu helfen und dabei, die Dinge an ihren Platz zu räumen. Schon die simpelsten Fragen wie »Willst du die Brötchen zum Abendbrot essen?« oder »Wohin kommt das Spülmittel?« überforderten sie. Dann hielt sie ihren Kopf und sagte immer wieder: » Mein Kopf ist so leer. Da ist nichts mehr drin. Ich weiß auch nicht, was das ist. Aber morgen ist es wieder gut. Dann ist alles wieder gut.«

Ich kann mir das nicht erklären. Sie ist doch sonst so organisiert und selbstständig.

16. Juli

Immer wieder weint sie, weil sie so unter der plötzlichen Dumpfheit in ihrem Kopf leidet.

Mein Vater sagt, sie werde oft kurz vor Verlassen der Wohnung hektisch und räume Dinge von einer Handtasche in die nächste, hin und her, ohne zu wissen, was sie eigentlich machen wolle.

22. Juli

Ich war mit ihr bei der Kernspin-Untersuchung. Dazu hatte ihr Hausarzt geraten. Außerdem müssen wir ihren Tablettenkonsum jetzt genau regeln. Ich habe bemerkt, dass sie ihre Beruhigungs- und Schlaftabletten wahllos zusammen mit den Pillen gegen ihre unruhigen Beine nimmt. Vielleicht liegt es ja daran.

Nächste Woche gehe ich mit ihr wieder zum Hausarzt.

26. Juli

Meine Mutter scheint sich plötzlich vieler Probleme und Ereignisse aus ihrer Kindheit wieder bewusst zu werden. Da kommt plötzlich ein tiefer Kummer hoch über so viele Dinge, die ihr damals widerfahren sind.

1. August

Ich bin fast jeden Tag bei meinen Eltern oder hole sie zu mir. Sie brauchen mich, und vor allem brauchen sie jetzt jemanden, der täglich kommt und ihnen bei der Bewältigung des Alltags hilft, für sie kocht und aufräumt.

Aber auch ich brauche jetzt Unterstützung bei der Pflege meiner Eltern. Ich brauche Hilfe. Ich schaffe das alles alleine nicht mehr.

6. August

Meine Mutter ist in ihrer Not unangemeldet zu ihrer Neurologin gegangen, bei der sie seit einiger Zeit wegen ihrer Depressionen in Behandlung ist. Die hat sie einfach wieder nach Hause geschickt und gesagt, es sei doch alles ganz normal. Sie solle sich keine Sorgen machen. Dabei geht es ihr überhaupt nicht gut.

Sie ist so verwirrt und so hilflos. Hoffentlich geht dieser Zustand bald vorüber.

11. August

Sie wollen keine fremde Hilfe annehmen. Sie wollen, dass nur ich ständig komme und mich kümmere. Das schaffe ich aber nicht.

Ich muss dringend jemanden finden, der ein Mal täglich oder ein paarmal wöchentlich meiner Mutter hilft.

Aber das lehnt vor allem mein Vater strikt ab. Er kann nicht fassen, dass seine Frau nicht mehr in der Lage ist, ihren Haushalt selbst zu führen.

16. August

Ich ertappe mich immer wieder bei der Hoffnung, dass bald alles wieder gut, ihr Zustand nur vorübergehend ist. Es kostet mich so viel Kraft, zu realisieren und zu kapieren, dass sie wahrscheinlich Alzheimer hat. Innerlich hoffe ich inständig, mit dieser Annahme falsch zu liegen.

20. August

Manchmal scheint sie weder zu wissen, welcher Wochentag, noch, ob es abends oder morgens ist. Das merke ich daran, dass für sie die Einnahme der Tabletten, die alle extra in beschrifteten Fächern mit Wochentagen und Einnahmezeiten liegen, ein großes Problem darstellt.

Gestern waren wir gemeinsam bei ihrer Neurologin. Die sagte am Ende der Sprechstunde zu mir, meine Mutter sei doch recht klar und bei gutem Verstand. Ich fühlte mich total unverstanden und hilflos.

Manchmal hat meine Mutter eben Tage, da merkt man ihr nichts an. Dann gibt es wieder Momente …

Aber noch viel mehr als sie leidet mein Vater unter der Situation. Er ist total überfordert mit der Tatsache, dass sie sich nicht mehr, wie bisher in all den Ehejahren, um ihn kümmert, sondern dass er jetzt sie versorgen muss.

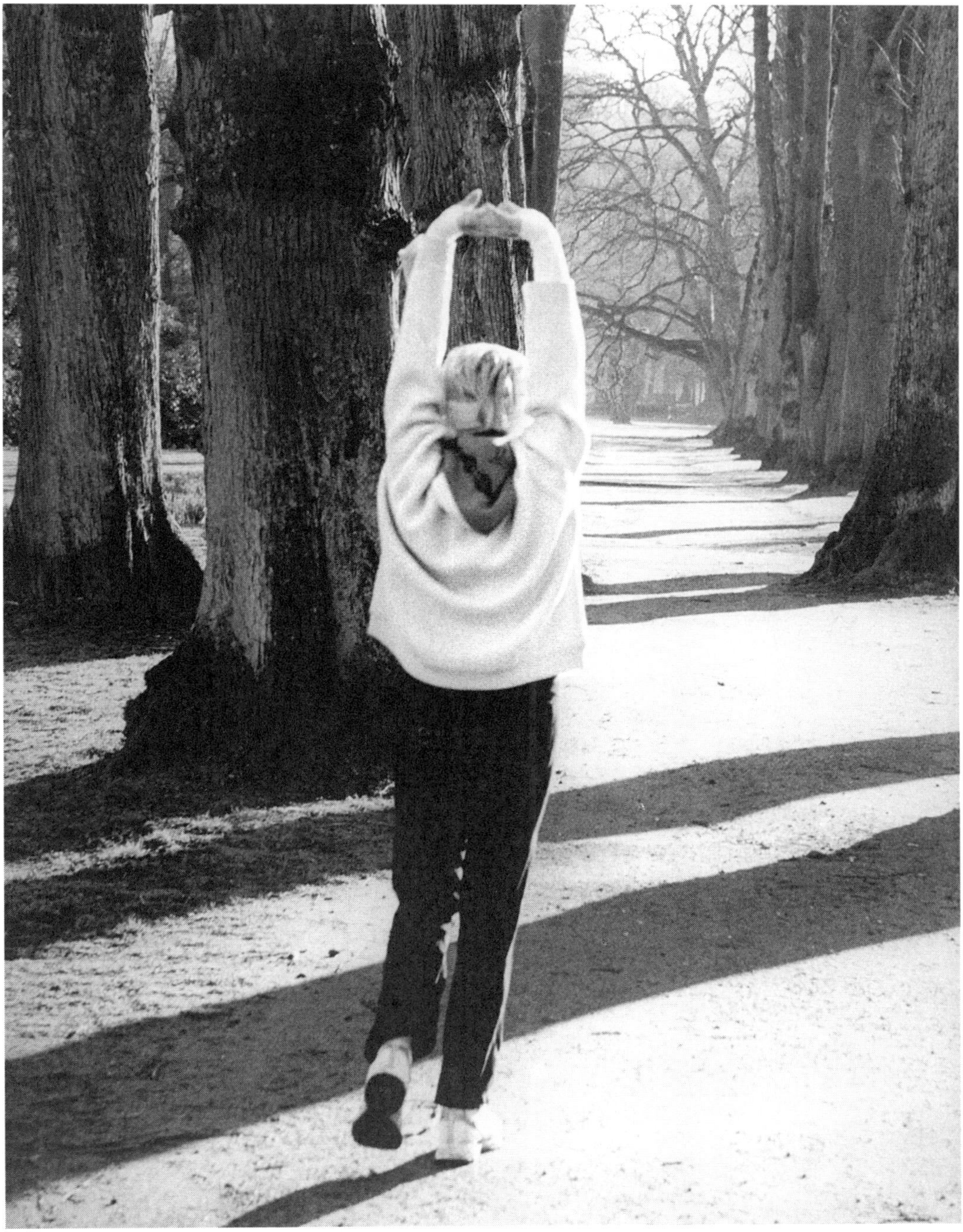

27. August

Es wird jeden Tag schlimmer. Innerhalb von fünf Wochen hat sich der Zustand meiner Mutter gravierend verschlechtert.

Mein Vater ist depressiv. Täglich ruft er bei mir an und sagt, er bringe sich um. Es habe ja alles keinen Sinn mehr.

Meine Mutter erinnert sich an gar nichts mehr. Gestern war ich bei ihr, um ihre Tabletten einzuteilen, und sie fragte mit kindlicher Unschuld: »Wofür sind die denn?« Es ist so furchtbar, als Tochter machtlos mitansehen zu müssen, wie ihr Verstand, ihre Denkfähigkeit, täglich abnimmt.

Wir brauchen dringend Hilfe. Sie brauchen einen Betreuer zu Hause.

Meine Mutter will einfach nicht wahrhaben, in welchem Zustand sie ist. Wenn ich mit ihr darüber zu reden versuche, wird sie ärgerlich und wütend und sagt jedes Mal: »Morgen ist alles wieder gut. Du wirst schon sehen.«

12. September

Ich weiß nicht mehr, wie ich mit der ganzen Situation umgehen soll. Meine Mutter steht kurz vor einem Nervenzusammenbruch. Sie ist so nervös, so angespannt, unruhig, fast panisch. Sie räuspert sich ständig. Meinen Vater, der immer auf sie bezogen und auf sie angewiesen war, macht ihr Verhalten ganz hilflos. Ach, beide sind so schrecklich hilflos.

Eine Pflegerin kommt jetzt täglich, hilft beim Kochen und im Haushalt.

15. September

Meine Mutter hat sich stark verändert. Oft beschuldigt sie meinen Vater, beschimpft ihn, macht ihm Vorwürfe. Ach, ihr ganzes Wesen hat sich verändert. Ihre Essmanieren sind abhandengekommen, sie benimmt sich bei den Mahlzeiten völlig enthemmt.

Ihr Leben hat sich so reduziert. Der ganze Tag dreht sich nur noch um die Mahlzeiten, das Schlafen und um maximal einen Spaziergang. Sie hat kein Interesse an nichts und niemandem. Sie fragt zwar, wie es mir gehe, hört aber nicht zu, wenn ich antworte. Wozu auch? Sie kann es ja sowieso nicht aufnehmen.

Es ist sehr traurig, zu erleben, wie die eigene Mutter abbaut, ja sich selbst verliert und entfernt.

19. September

Gestern Abend rief meine Mutter völlig verzweifelt an. Sie war allein zu Hause. Mein Vater ist wegen einer Operation im Krankenhaus. Sie konnte den Fernseher nicht anstellen. Sie jammerte und klagte, war wütend über sich selbst und über die Technik. Später stellten wir fest, dass der Receiver nicht eingeschaltet war.

In der Nacht fuhr ich noch einmal vorbei, stand unter ihrem Fenster und lauschte. Die Jalousien hatte sie heruntergelassen, das Fenster stand offen. Sie war dabei, ins Bett zu gehen. Unruhig lief sie im Zimmer auf und ab und räusperte sich dabei.

Sie muss sich so hilflos fühlen, so orientierungslos und allein. Dieses ständige Räuspern ist Ausdruck ihrer inneren Unruhe und ihrer Angst, zu spüren, dass der Kopf so ist, wie er ist, leer.

22. September

Ich denke viel über mich nach, über mein Leben und über das meiner Eltern. Und ich habe Frieden geschlossen mit meiner Mutter und mit meinem Vater. Unser Verhältnis war nicht immer leicht. Unsere Lebensweise und Lebensauffassung waren zu unterschiedlich. Aber nun kann ich mich mit ihnen versöhnen. Sie tun mir so endlos leid.

Erst jetzt in ihrer Not erkenne ich meine Mutter als einen Menschen, der nie die Möglichkeit hatte, sich wirklich zu äußern. Dabei vermute ich, dass sie einen großen seelischen Schmerz in sich trug, ihr es aber unmöglich war, diesen Kummer auszudrücken – so wie das bei dieser Generation eben war. Da herrschte ein Unvermögen, die eigenen ganz persönlichen Bedürfnisse zu formulieren.

26. September

Die Suche nach einem guten Neurologen ist äußerst schwierig. Viele dieser Fachleute für Demenz haben Wartezeiten von fünf Wochen und mehr.

30. September

Vor zwei Tagen kam die Diagnose. Es ist Demenz, wahrscheinlich eine Alzheimerdemenz.

Meine Mutter will es nicht akzeptieren. Mein Vater ist am Boden zerstört. Es ist so, als stünden wir alle an einem Abgrund.

In gewisser Weise hilft mir die Diagnose in meinem Bemühen, meine Eltern davon zu überzeugen, dass sie in ein Heim müssen.

Es ist gut, endlich Klarheit zu haben. Gut und sehr traurig.

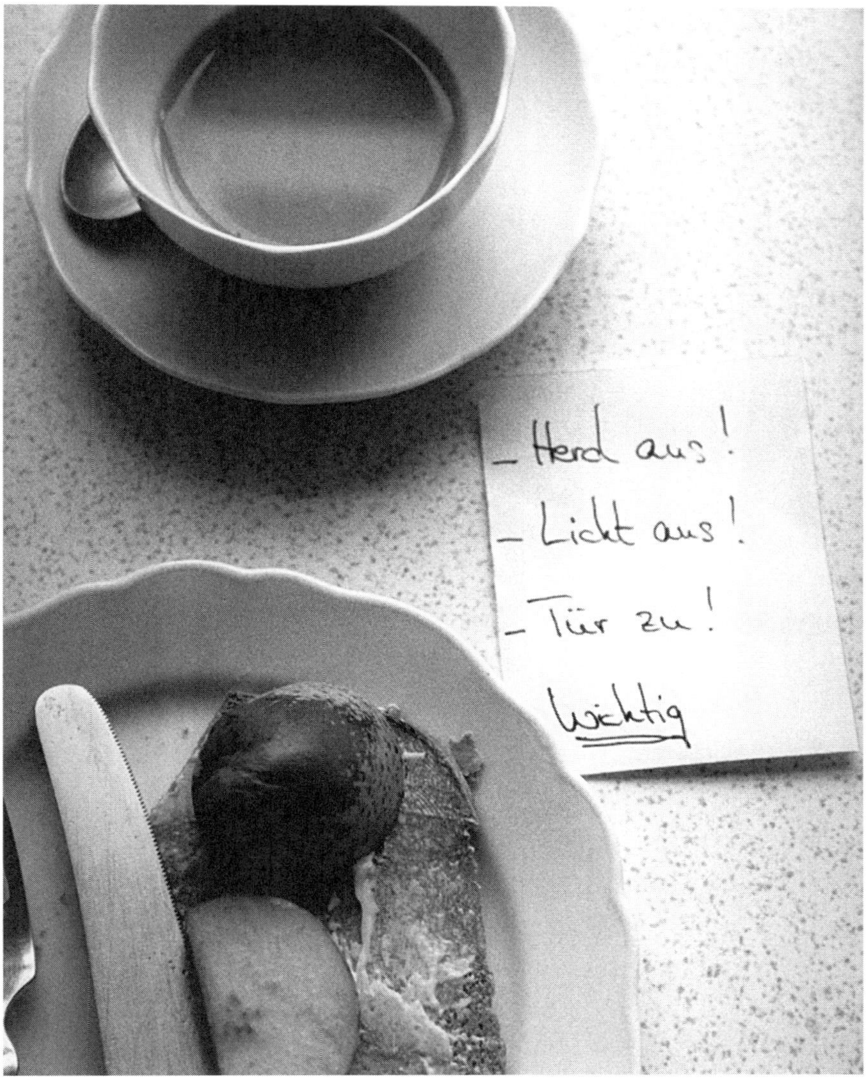
- Herd aus!
- Licht aus!
- Tür zu!
Wichtig

6. Oktober

Sie wollen nicht in das Heim, das wir uns gemeinsam angeschaut haben und das mir besonders gut gefiel. Sie lehnen es ab. Übermorgen besuchen wir eine andere Einrichtung.

Was soll ich tun? Gegen ihren Willen geht es nicht. Aber zu Hause geht es auch nicht mehr.

23. Oktober

Es ist geschehen: Sie sind im Heim! Sie haben zugestimmt, weil auch sie keine andere Lösung sehen.

Ich habe ihre neue Wohnung fast so eingerichtet, wie es zu Hause war.

Ich bin völlig erschöpft. Ich kann nicht mehr. Die vergangenen Monate waren so schrecklich für uns alle.

25. Oktober

Endlich war der Termin bei dem Neurologen, der mir empfohlen wurde. Er sagte, meine Mutter müsse erst einmal zur Ruhe kommen. Er hat sie medikamentös neu eingestellt.

30. Oktober

Sie sind unglücklich im Heim. Sie wollen nach Hause.

Aber ihr Zuhause ist schon aufgelöst, ich habe es auseinandergepflückt. Es existiert nicht mehr.

6. November

Mich belasten Schuldgefühle. Dieses schlechte Gewissen, meine Eltern gegen ihren Willen ins Heim gebracht zu haben, in ein Heim, in dem sie unglücklich sind. Ich mache mir Vorwürfe.

Ich habe ihnen heute gesagt, dass sie wieder nach Hause ziehen können, wenn sie es unbedingt wollen.

Mein Vater wird sich die Sache jetzt genau überlegen und wahrscheinlich erkennen, dass eine Pflege zu Hause auf Dauer nicht machbar ist. Aber ich möchte ihre Entscheidung, oder besser gesagt, die Entscheidung meines Vaters respektieren. Sie sind meine Eltern, und es geht um ihren Lebensabend in Würde und … Glück.

6. Januar

Sie haben sich entschieden, im Heim zu bleiben.

Natürlich bin ich erleichtert, aber gleichzeitig quält mich immer noch die Frage, ob es die richtige Entscheidung war. Denn sie fühlen sich abgeschoben, in einer Warteposition auf den Tod. Es gibt dort keine sinnvolle Beschäftigung für sie außer Unterhaltung und Animation, womit meine Mutter nichts anfangen kann.

Sie könnte doch Kartoffeln schälen, Blumen gießen oder Wäsche aufhängen, all diese häuslichen Tätigkeiten tun, die ihr Leben bestimmten und ihm einen Sinn gaben.

20. Januar

Meiner Mutter geht es besser. Sie hat sich beruhigt. Ihre bisherige Unruhe hat sich gelegt, das nervöse Räuspern hat aufgehört.

Wahrscheinlich liegt das auch an den Medikamenten, die sie bekommt. Man möchte ja gar nicht wissen, wie sehr die einen Menschen im Griff haben!

Sie fragt nicht mehr nach ihrer alten Wohnung, nach ihrer Küche, ihrem Garten. Sie hat ihr altes Leben vergessen.

Die ungekämmten Haare zählen nicht mehr

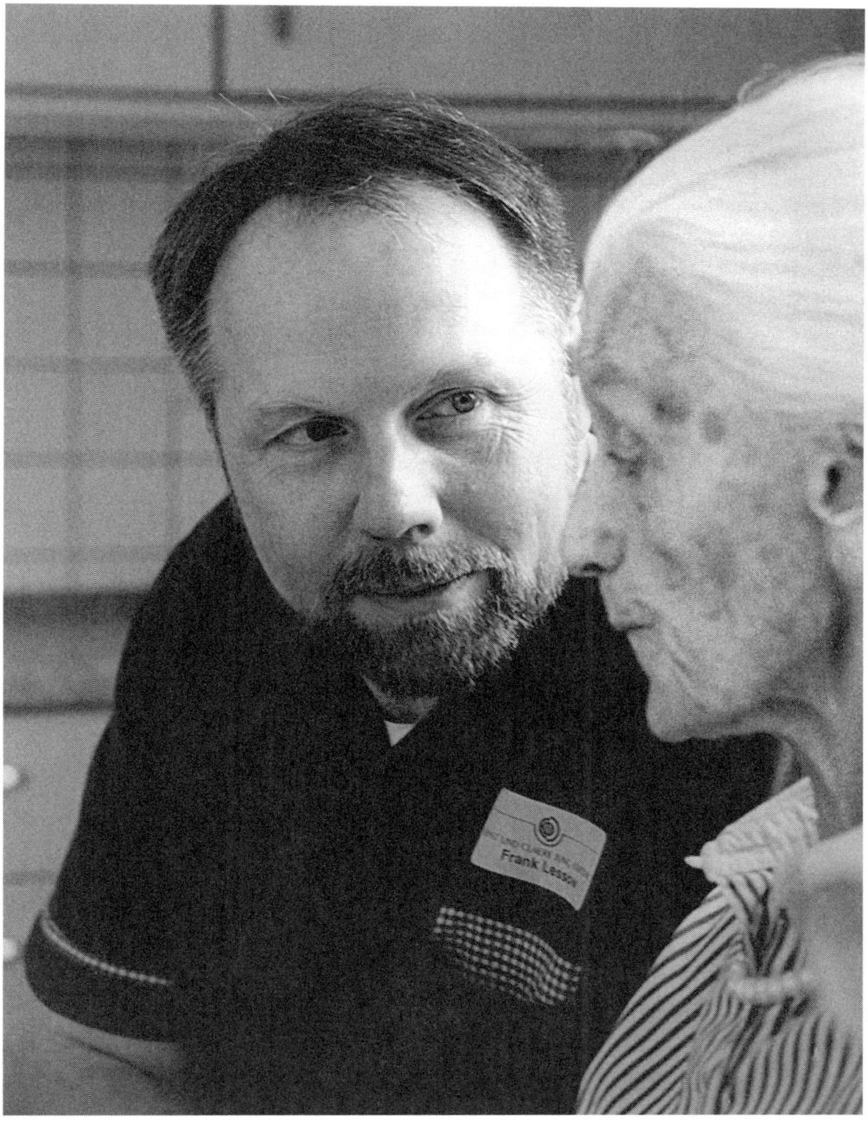

Je stärker der Mensch sich diesem Alter nähert,
desto stärker geht er zurück und ähnelt den Kindern,
bis er aus dem Leben in den Tod geht, ohne des einen
überdrüssig oder des anderen bewusst zu sein.

Erasmus von Rotterdam

Er hat sich seinen Berufswunsch erfüllt. Vielleicht ist er seinem ursprünglichen Ziel sogar näher gekommen. Aber diese Analyse seines Werdegangs würde er selbst nie ziehen; das empfände er als Anmaßung. Es gibt wesentlichere Dinge zu tun, seine Arbeit.

Er mischt die unterschiedlichen Stimmungen zu einem Klangteppich. Wie ein Künstler tariert er die seelischen Regungen von zehn alten Damen aus, bis sie im Einklang sind. Er harmonisiert ihre Unruhe, ihre Lethargie und ihre Aggressionen, um einen ausgeglichenen Grundton zu erreichen. Eine Dur-Tonlage ist wichtig für seine Gruppenarbeit, das Feintuning muss stimmen. So verschieden die Befindlichkeiten der Patientinnen auch sind, ihre Krankheit ist dieselbe. Frank Lessow ist nicht Tontechniker geworden. Er ist Altenpfleger, Pflegedienstleiter in der Ernst-und-Claere-Jung-Stiftung, Hamburg.

Die Mittagspause ist vorbei. Frank Lessow schiebt den Teewagen in den Gemeinschaftsraum. Es gibt Eiscreme. Frau Quast geht es heute schlecht. Sie war gestern beim Zahnarzt und hatte die ganze Nacht Schmerzen. »Viele Ärzte meinen, nur weil demente Menschen wenig über Schmerzen klagen, hätten sie auch keine, und verabreichen deshalb keine Schmerztabletten.« Frank Lessow ärgert diese Ignoranz. »Dabei ist es doch unser Hauptaugenmerk, dass unsere Damen so wenig wie möglich leiden müssen, dass es ihnen gut geht.« Frau Quast rührt den Becher mit Eiscreme nicht an. Er setzt sich neben sie, um ihr das Eis zu reichen. »So etwas Köstliches können Sie sich doch nicht entgehen lassen. Ich helfe Ihnen.«

Er hat viel gesehen in den dreißig Jahren seiner Berufstätigkeit. Auch die Niederungen des deutschen Heimalltags sind ihm bekannt.

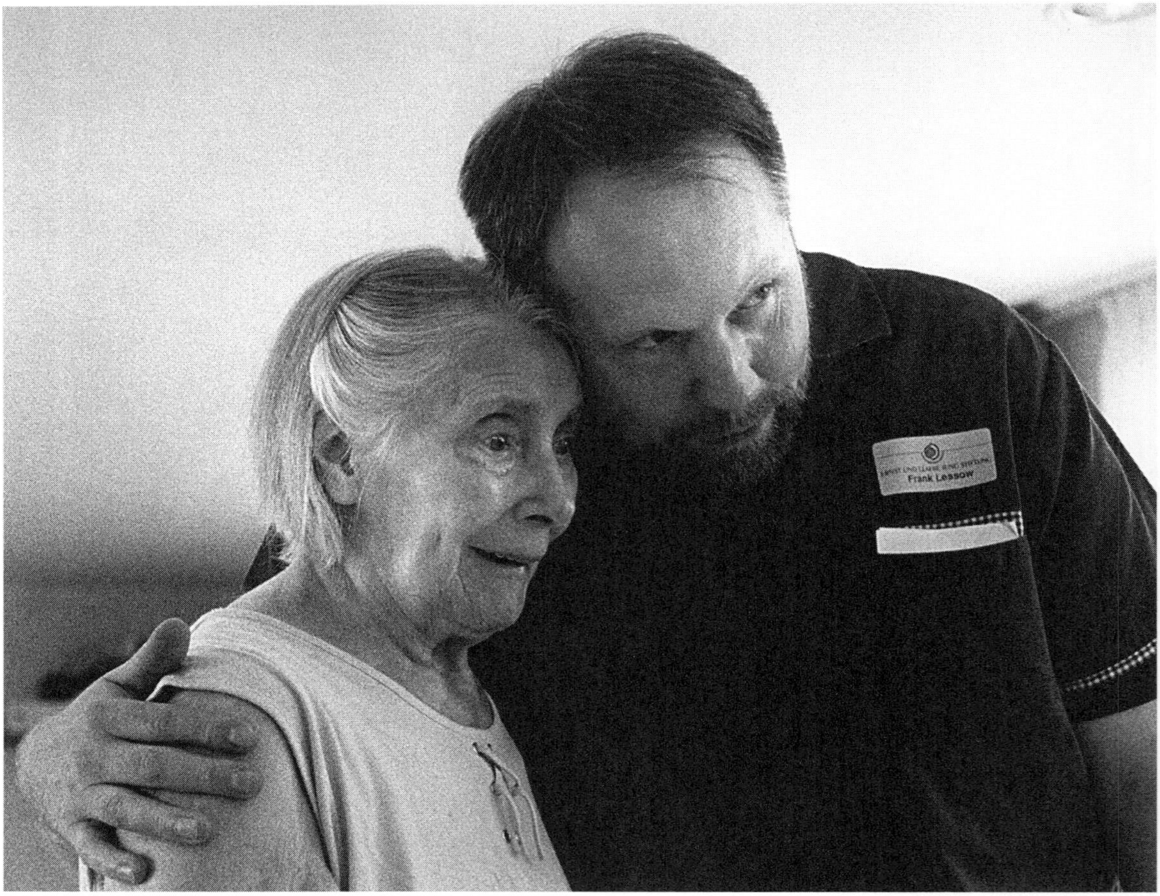

Darüber möchte er nicht sprechen, nicht hier im Gemeinschaftsraum vor den Damen.

Gegenüber von Frau Quast sitzen nun Frau Kraft und Frau Grimmer am großen Tisch. Frau Ruge (Name geändert) will sich nicht hinsetzen. Die ehemalige Sonderschullehrerin läuft suchend durch den Raum und redet leise vor sich hin. Es sind kryptische Sätze, die sie wie ein Mantra murmelt. Frank Lessow kennt ihre Geschichte. Er kennt auch die Lebensgeschichten all der anderen Frauen. Sie liegen aufgeschrieben in seinem Büroschrank. Mit den Jahren ist noch viel mehr über ihre Vergangenheit herausgekommen, vor allem über ihre Kindheit. Oft sind es Erinnerungsfetzen aus ihrem Langzeitgedächtnis, die ihm seine Patientinnen hinwerfen, wüst und ungeordnet wie herausgerissene Seiten eines Poesiealbums. Er sammelt diese Bruchstücke auf und fügt sie zusammen, bis ein Gesamtbild entsteht und die verschüttete Biographie erkennbar wird. Erst seine Zuwendung macht ihre Persönlichkeit sichtbar, sichtbar an der Krankheit vorbei, durch den Schleier des Vergessens hindurch.

Frank Lessow kennt einige dieser Frauen besser, als es deren Töchtern und Söhnen noch möglich ist. Das wissen die Angehörigen. Denn sein Vorsprung an Nähe und Vertrautheit ist groß. Diesen Vorschub hat seine Arbeit geleistet, die Unermüdlichkeit seines Tuns und der gemeinsam gelebte Alltag. Und es ist vor allem die Abhängigkeit eines Daseins mit Demenz, die ihm dieses Privileg verschafft.

»Wenn ich vor Schichtbeginn auf die Station komme, muss ich mich selbst draußen vor der Tür stehenlassen mit meinen Launen, meinen Befindlichkeiten, meinen Problemen. Es ist wichtig, dass ich hier auf der Station ruhig und aufgeräumt bin, dass ich Gelassenheit ausstrahle, Stärke und Souveränität. Sonst klappt die Arbeit nicht. Die Patienten merken sofort, wenn du schlecht drauf bist, und reagieren umgehend mit Nervosität und Unruhe. Um Halt zu finden, brauchen diese Menschen vor allem einen festen Rahmen.«

Frau Ruge läuft immer noch durch den Raum. Der 47-jährige Pfleger nimmt sie an der Hand, legt den Arm um sie und führt sie zu ihrem Platz. Gegenüber sitzt Frau Ule. Ein Lächeln huscht über ihr Gesicht. Dieses Lächeln, Frank Lessow hat es bemerkt, dieser kurze Moment der Freude ist ihm nicht entgangen. »Den ganzen Tag war Frau Ule stumm, verschlossen und teilnahmslos. Und nun dieser spontane Ausdruck von Glück und Zufriedenheit, weil sie sich über das Eis freut. Das sind Momente, in denen ich den Erfolg unserer Arbeit spüre.«

Um die Wirkung seiner Arbeit zu bemerken, hat er im Laufe der Zeit feinste Sensoren der Wahrnehmung entwickelt. Diese Sinnesschule verstärkt seine Überlegenheit gegenüber der Hilflosigkeit mancher Angehöriger. Sie kommen, meist am Wochenende, aus der Rationalität und Hektik ihrer Welt und tauchen für kurze Zeit in diese entrückte Zeitlupenwelt ein, in der alles Gefühl und nichts mehr Vernunft ist.

Aber wie macht er den Söhnen und Töchtern, den Enkeln und Freunden nur klar, dass die Flecken auf der Bluse und die ungekämmten Haare schon lange nicht mehr zählen, sondern nur noch die innere Ordnung? Sonntagabend, wenn die Besucherwelle aus Pflichtgefühl, Sorge und Mitleid verebbt, gilt es für Frank Lessow und seine Kollegen, den Klangteppich wiederherzustellen. Die Freude bei der Begrüßung und der Kummer beim Abschied der Angehörigen schaffen oft emotionale Dissonanzen, die jene fragile Harmonie der alten Damen empfindlich irritiert.

Die entscheidenden Momente im Umgang mit seinen Patienten erlebt er vor allem, wenn ihm Alltag und Routine, Gewohnheiten und eingespielter Rhythmus als verlässliche Helfer zur Seite stehen. Neulich brachte er Frau Türck ins Bett, eine Frau, die sonst nie spricht, die nur daliegt und schweigt. »Und die sagt plötzlich zu mir: ›Danke, das war schön. Du bist lieb.‹ Solche Sätze sind ein Erfolgserlebnis. Wenn man sich Zeit für sie nimmt, liebevoll und einfühlsam mit ihnen umgeht, bekommt man es tausendfach zurück.«

Die mangelnde Anerkennung für seinen Beruf betrübt ihn. Er weiß, dass das Image des Altenpflegers nicht dem Wert seiner Arbeit entspricht. Als er sich für diesen Beruf entschied, haben ihn Freunde ungläubig gefragt, wieso er sich diesem Leiden, diesem Elend aussetze, warum er sich das antue.

Mit Altruismus hat das nichts zu tun. Frank Lessow kennt seine Grenzen. »Ich könnte niemals in der Psychiatrie arbeiten. In den Anfangsjahren meiner Berufszeit habe ich einmal einen Wachkomapatienten betreut. Das war ein junger Mensch. Es war so frustrierend anzusehen, dass sich sein Zustand nie bessern würde. Auch dieser siebenjährige Junge, der Leukämie hatte … Das schaffe ich nicht. Aber hier begleite ich Menschen an ihrem Lebensabend. Sie sind dement,

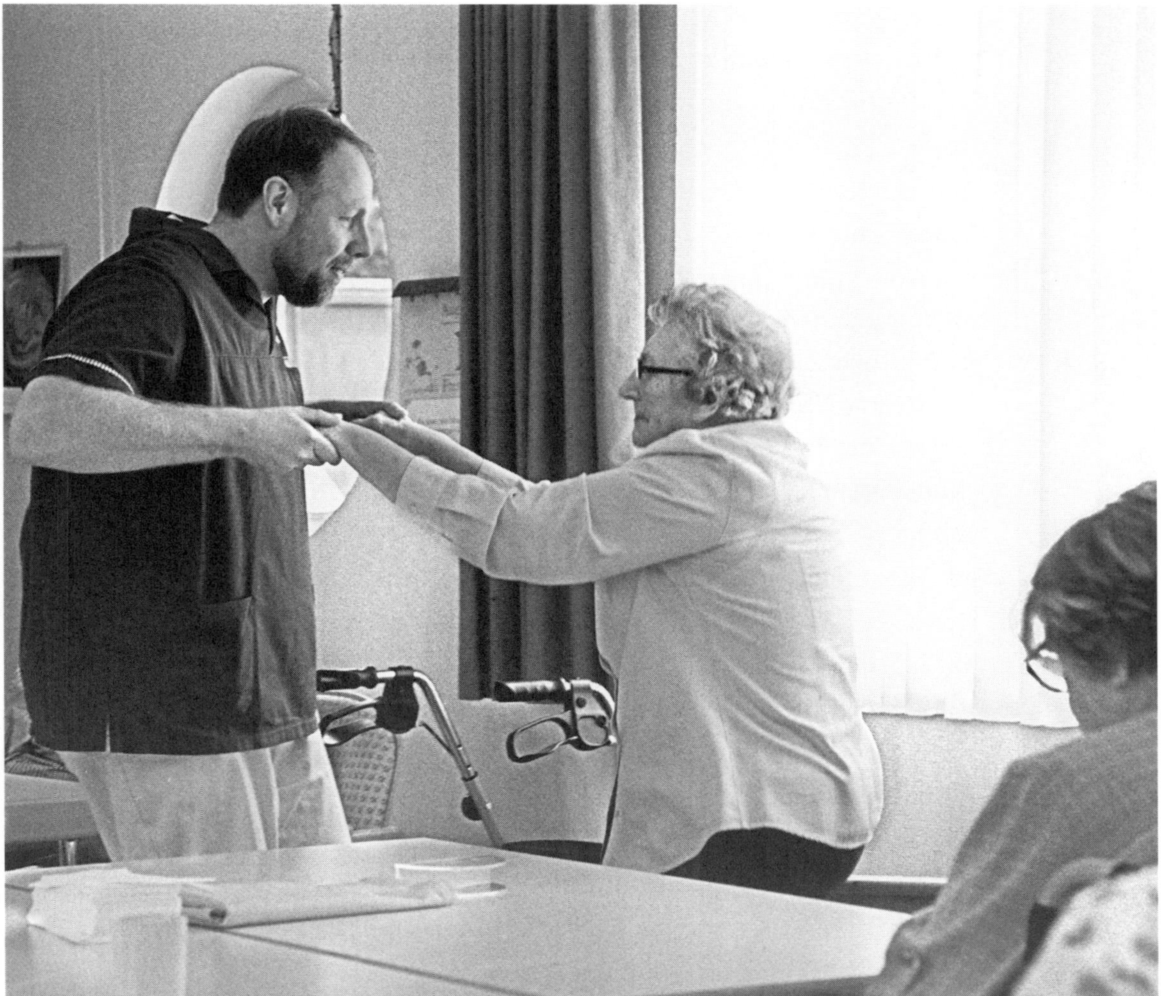

aber sie haben ihr Leben gelebt, und viele hatten auch ein schönes Leben.«

Zu seinem Bestreben, den Patienten ein würdiges Dasein zu ermöglichen, gehört für ihn, sie mit all ihren krankheitsbedingten Gefühlsausbrüchen anzunehmen und sie nicht medikamentös ruhigzustellen. »Unser Team streitet manchmal untereinander und mit den Ärzten um eine Vierteltablette. Ich bin stolz darauf, dass wir hier sparsam mit der Vergabe von Psychopharmaka umgehen.«

Vielleicht verdankt er die Fähigkeit zur Hingabe seiner Kindheit. Vermutlich entspringt seine Freude am Pflegen der Tatsache, dass er als ältestes von sieben Geschwistern aufwuchs. Kümmern und behüten, das hat er früh gelernt. In gewisser Hinsicht habe der Umgang mit Kleinkindern auch große Ähnlichkeit mit der Betreuung von Demenzkranken. Wobei er sich bemühe, trotz aller Nähe auch immer die gebotene Distanz zu wahren. Mitgefühl statt Mitleid, Respekt statt Rührung. Dazu gehöre auch die Notwendigkeit, die Damen stets mit ihrem Nachnamen anzusprechen. Duzen kommt für den Bielefelder nicht in Frage. Es ist ein Ringen um einen angemessenen Umgang angesichts der sich ergebenden Intimität, das ihm nicht immer gelingt. »Wenn eine der Damen ins Krankenhaus muss, fehlt sie mir wie eine enge Verwandte. Ja, das ist so. Auch nach dem Dienst denke ich an sie. Wenn sie dann zurück auf die Station kommt, freuen wir uns alle.«

Wie wichtig es ist, Freude an dieser Arbeit zu haben, lernte Frank Lessow am ersten Tag seiner Ausbildung zum Altenpfleger. Halbherzig hatte sich damals der schüchterne Teenager, der keine Lehrstelle als Tontechniker fand, auf die Zeitungsannonce des Seniorenheims gemeldet. »Es war eine Notlösung. Ich wollte es nur ausprobieren, so ein Vierteljahr lang. Aber dann begegnete ich dieser bayerischen Stationsleiterin. Sie hat mich stark beeindruckt. Es war ihre Art, wie sie mit den alten Menschen umging, sie zum Lachen brachte und dabei stets respektierte. Als ich sie beobachtete, wusste ich, dass dieser Job sinnvoll ist.«

Dass aus der Notlösung längst eine Lebensaufgabe geworden ist, wissen weder Frau Türck noch Frau Grimmer oder Frau Kraft. Auch Frank Lessow würde diese Entwicklung nie so sehen. Schließlich gibt es Wichtigeres zu tun.

Die Kluft zwischen Pflege und Medizin

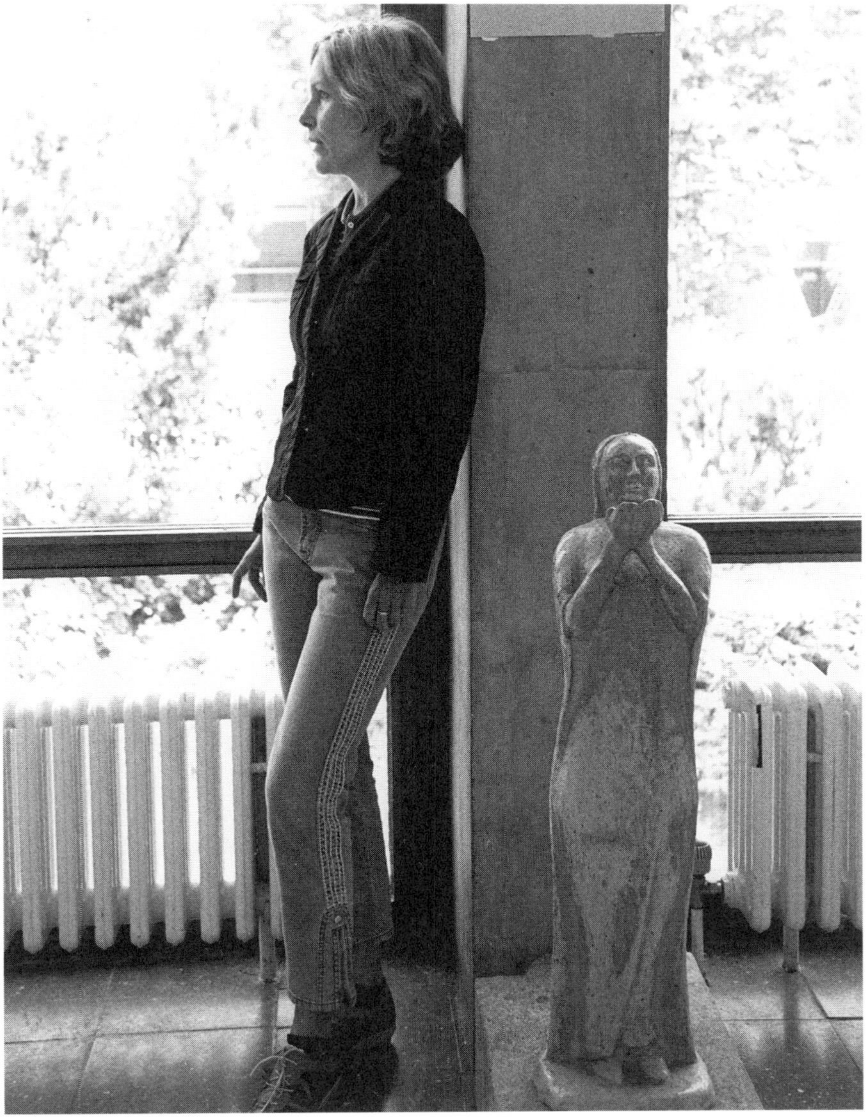

Alles, was ein Mensch sich heute vorstellen kann,
werden andere einst verwirklichen.

Jules Verne

Eine Erfahrung hat sie geprägt und ihre Faszination für das Alter geweckt.

Olivia Dibelius war sechsundzwanzig Jahre alt, hatte bereits eine Ausbildung zur Krankenschwester absolviert, ihr Psychologiestudium in Frankreich abgeschlossen und gerade ihre erste Stelle im Institut für Gerontologie in Heidelberg angetreten, als sie im Rahmen einer Studie alte Frauen befragen sollte, die drei Monate zuvor ihren Ehemann verloren hatten. Die Gespräche mit den Witwen machten großen Eindruck auf die junge Wissenschaftlerin.

»Diese Frauen, die die Nazizeit und zwei Kriege überstanden hatten, waren beeindruckende Persönlichkeiten. Es hat mich enorm fasziniert, wie sie trotz ihres Alters und ihrer schwierigen Lebenssituation ihr Schicksal gemeistert haben. Durch sie hat sich mein Bild vom Alter grundlegend geändert. Plötzlich habe ich das Alter als Reichtum entdeckt und nicht länger nur als eine bloße Abbauerscheinung oder als biologische Gegebenheit, die man hinnehmen muss.«

Wenn Olivia Dibelius heute, 27 Jahre später, zwischen den Vorlesungen über das Gelände der Evangelischen Fachhochschule geht, trifft sie nur junge Leute. Sie sitzen in kleinen Gruppen auf dem Rasen zwischen den Pavillons und genießen die verbleibende Zeit bis zur nächsten Unterrichtsstunde bei der Professorin für Pflegewirtschaft, Gerontologie und Ethik. Es sind Kranken- oder Altenpfleger, die hier in Berlin-Zehlendorf studieren, um im Pflegemanagement von Krankenhäusern, Heimen und Sozialstationen zu arbeiten. Sie sollen, so erhofft es sich ihre Lehrerin, einmal die Reformen im deutschen Pflegesystem herbeiführen, derer es so dringend bedarf.

Dass nach wie vor die meisten Pfleger in deutschen Krankenhäusern nicht wissen, wie sie mit demenzkranken Patienten umgehen müssen, weil das Thema in ihrer dreijährigen Ausbildung nicht vorkommt, sei ein nicht hinzunehmender Missstand, sagt die Wissenschaftlerin. »Das ist nicht nur traurig, sondern auch richtig gefährlich für den Demenzkranken. Wird er zum Beispiel mit einer akuten Erkrankung in die Notaufnahme eingeliefert und kann sich gegenüber dem Personal nicht richtig äußern, kann es lebensbedrohlich für ihn werden, wenn er falsch therapiert wird.«

Olivia Dibelius, die die Evangelische Fachhochschule für Pflegewissenschaften leitet, wird nicht müde, den Pflegenotstand anzuprangern, wo immer sie kann – mit Vorträgen, in Publikationen, bei öffentlichen Auftritten. Sie weiß, dass die fatale Situation in den kommenden Jahren an Dramatik zunehmen wird, vor allem, wenn weiter wie bisher in Krankenhäusern Personal eingespart wird. »In den vergangenen zehn Jahren mussten wir einen Personalabbau in der Krankenhauspflege von 14,6 Prozent hinnehmen. Dabei erkranken jedes Jahr zweihunderttausend Menschen an Demenz.«

Die zarte Frau, die sich ihre Zähigkeit auf langen Bergwanderungen beweist und ein Faible für zeitgenössische Komponisten hat, macht sich keine Hoffnung auf eine schnelle Besserung dieses Pflegenotstands. Den Grund dafür sieht sie in der Tatsache, dass in den deutschen Krankenhäusern, anders als in den skandinavischen und angelsächsischen, immer noch eine starke hierarchische Ordnung zwischen Arzt und Krankenschwester vorherrscht. Dieser Missstand sei das Haupthindernis für durchgreifende Reformen.

Wie stark diese blockierenden Kräfte sind, müssen auch ihre Studenten erfahren, die voller Elan und neuer Ideen nach ihrem Examen auf Klinikstrukturen stoßen, die resistent gegenüber Innovationen sind. Laut einer Studie werfen 18,6 Prozent der deutschen Altenpfleger – das ist mehr als in jedem anderen europäischen Land – bereits nach einem

Jahr frustriert wieder das Handtuch. Bei jedem Änderungsvorschlag müssen sie von ihren Vorgesetzten hören: »Das machen wir schon seit zwanzig Jahren so, und dabei bleibt es auch.«

Das Krankenhaussystem, glaubt Olivia Dibelius, ist nur von der Spitze aus zu reformieren. »Erst wenn sich personell in der Leitung der Krankenhäuser etwas ändert, wird sich auch in der Pflege etwas ändern.«

Es ist ein Kampf an zwei Fronten, den die Pflegewissenschaftlerin führt. Sie kämpft nicht nur gegen den Reformstau in den Krankenhäusern, sondern auch gegen den in den Köpfen der Ärzte. »Was die Behandlung der Demenz betrifft, haben Schulmediziner und Pfleger ganz unterschiedliche Vorstellungen. Die klassische Schulmedizin sieht die Krankheit als einen Abbau, den es medikamentös zu heilen gilt. Die Pflege hat einen personenbezogenen Ansatz, bei dem es gilt, den erkrankten Menschen und seine Angehörigen, so gut es geht, zu unterstützen, um ihnen eine bessere Lebensqualität zu ermöglichen. Dabei ist die Biographiearbeit, gestützt von den Angehörigen, sehr wichtig. Man merkt der ehemaligen Krankenschwester an, wie sehr sie diesen Grabenkrieg als sinnlose Energieverschwendung empfindet, der auf dem Rücken der Patienten ausgetragen wird. Sie kann nicht verstehen, dass es den Medizinern so schwer fällt, den pflegerischen Ansatz nachzuempfinden, der sich an den noch vorhandenen Ressourcen eines Demenzkranken orientiert, daran, »was von der Persönlichkeit eines Menschen trotz Krankheit noch da ist«.

Olivia Dibelius stören die Allmachtsvorstellungen vieler Mediziner, die sich in ihrer Rolle nur bestätigt sehen, wenn sie Ergebnisse durch Heilung erzielen. Dass die ersehnte Heilung trotz intensiver Forschung noch immer nicht möglich ist, führe bei den Ärzten zu Frustrationen.

Das sind Frustrationen, die Olivia Dibelius auch verbal zu spüren bekommt. Als sie in ihrem Vortrag auf einem Kongress vor Medizinern die Dominanz der pharmakologischen Therapie kritisiert, schlägt ihr aus den Reihen der Ärzte und Mediziner unverhohlene Aggression entgegen. »Dass jemand aus der Pflegewirtschaft, und dann noch dazu eine Frau, zum Thema Demenz spricht, empfinden einige Ärzte offenbar als Affront«, sagt sie mit spöttischem Unterton. Verbalattacken von Seiten der Ärzte verbucht sie als »Hilflosigkeit eines Berufsstandes«, der nicht wahrhaben will, dass es in Sachen Demenz nicht allein auf medizinisches Wissen, sondern auf pflegerische Kompetenz ankommt.

Es bedürfe noch viel mehr Kommunikation, um die Kluft zwischen Medizin und Pflege zu überwinden.

Sich für Schwächere einzusetzen, notfalls auch streitbar zu sein, wenn es um die gerechte Sache geht, ist eine Tugend, die in der Familie Dibelius Tradition hat. Olivia Dibelius' Urgroßonkel war Bischof von Berlin, ihr Großvater ein berühmter Theologe, der als Mitglied der Bekennenden Kirche in der Nazizeit im Widerstand war. Das christliche Elternhaus prägte ihre Kindheit. »Dass ich einmal einen sozialen Beruf ergreifen würde, lag nahe, weil es in meiner Familie immer schon eine große Sensibilität für das Thema Gerechtigkeit gab.«

Besonders ungerecht findet sie, dass das Bild des Alters in unserer Gesellschaft immer noch ein negatives sei. »Es gibt mehr Vorurteile über das Alter als über jeden anderen Lebensabschnitt.«

Die Ursache sieht sie in unserer Industriegesellschaft und in ihrem dominanten Leistungsgedanken. Dass Leistung mit Jugend gleichgesetzt werde und alte Menschen oft in eine Rollenlosigkeit zurückfallen, sei bedauernswert. Es müsse viel mehr Arbeitsplätze für alte Menschen geben, damit die Wirtschaft von ihrer Erfahrung profitiere. Schließlich könne sich unsere Gesellschaft mit ihrem demographischen Wandel dieses negative Altersbild nicht leisten.

Hinzu kommen die schlechte Bezahlung und Schichtdienste, die für akute Nachwuchsprobleme in der Altenpflege sorgen. Wie könne es sein, dass ein Altenpfleger für seinen schweren Job manchmal weniger als eine Friseurin verdiene? Sie spricht sich für die Einführung eines Mindestlohns in der Altenpflege aus und fordert aber gleichzeitig, dass die Pflege Demenzkranker nicht nur den erklärten Berufsgruppen überlassen werde. »Demenz ist ein gesellschaftspolitisches Thema, das alle angeht. Pflege bezieht sich schließlich nicht nur auf das Körperliche, sondern auch sehr stark auf das Psychosoziale.«

Die Politik hat die Dringlichkeit des Problems erkannt. Und sie hat erkannt, dass sie in der Bekämpfung der Zustände nicht auf Akteure wie Olivia Dibelius verzichten kann. Deshalb berief das Forschungsministerium die Pflegewissenschaftlerin in den Gründungsbeirat des Deutschen Demenzzentrums – als einzige Frau.

Wie eine Fremde

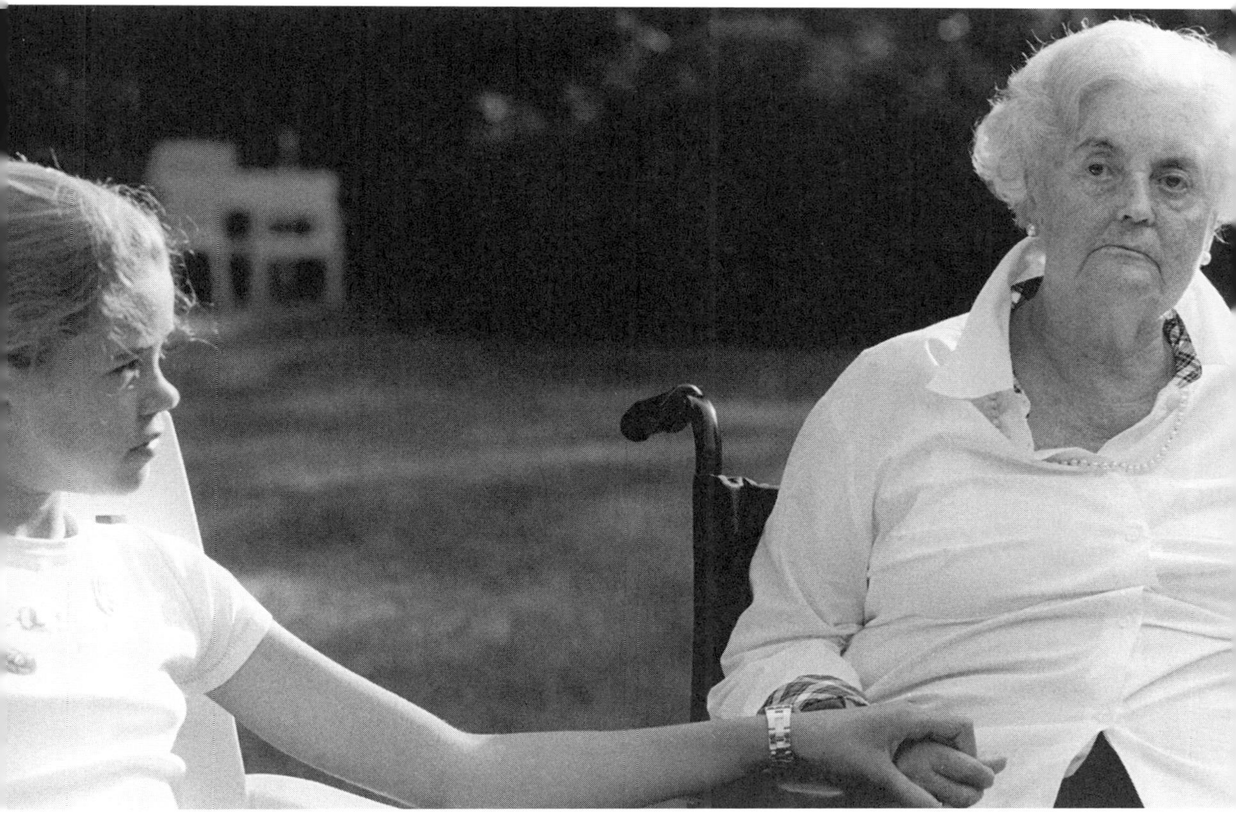

Wie kann es sein, dass ich, der ich bin,
bevor ich wurde, nicht war,
und dass einmal ich, der ich bin,
nicht mehr der ich bin, sein werde?

Peter Handke, »Lied vom Kindsein«

Möchten Sie, dass ich noch etwas mehr Rouge auftrage?«

»Nein, danke, das reicht.«

»Dann hole ich jetzt den Spiegel, damit Sie sehen können, ob Ihnen das Make-up gefällt.«

Nora Nagel und ihre Großmutter spielen Kosmetiksalon.

Die alte Dame mit den sorgfältig frisierten Haaren und der Perlenkette sitzt im Wohnzimmer und blickt suchend in ihr Spiegelbild. Nora hat den großen Sessel für sie dicht ans Fenster geschoben. Was früher das Lieblingsspiel der Enkelin war, ist heute die Lieblingsbeschäftigung der Großmutter. Frisieren, schminken – Zuwendung.

Noch eine Stunde, dann wird sie wieder zurückgebracht ins Heim auf die Demenzstation.

Das ausdruckslose Gesicht der alten Dame verzieht sich zu einem kleinen Lächeln, als die Enkelin langsam mit der Bürste durch ihre Haare fährt. Die 83-Jährige genießt es, wenn das junge Mädchen, deren Namen sie immer häufiger nicht weiß, ihr Gesicht und Hände eincremt und dabei leise mit ihr spricht.

Es ist ein inniger Moment, ein Spiel des Vertrauens zwischen der Großmutter und ihrer Enkelin. Momente wie diese sind selten. Es war ein langer Weg bis hierher, bis sich diese Zeremonie der Zuneigung in ihre Beziehung einnisten konnte. Fast hätte die Krankheit das Miteinander von Großmutter und Enkelin zerstört.

Nora geht nicht gern ins Heim. Den langen Gang hinter der schweren Glastür zu betreten, erfordert für das inzwischen vierzehnjährige Mädchen immer noch große Überwindungskraft. Dieser lange Flur, die Willkürlichkeit der Menschen und der Geruch bleiben ihr fremd.

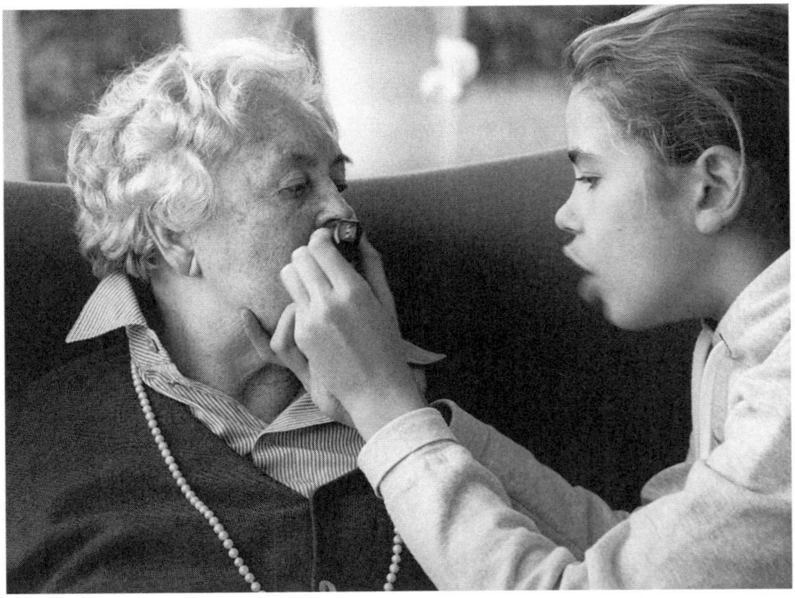

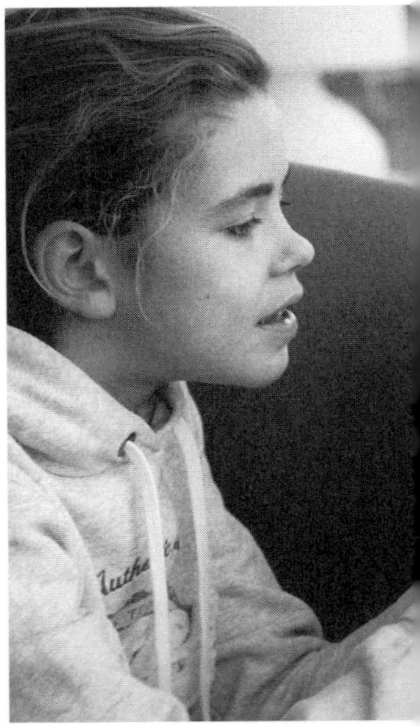

»Wenn ich meine Großmutter dort besuche, rennt immer eine Frau den Gang auf und ab und redet dabei vor sich hin. Ich versuche einen Bogen um sie zu machen, aber auf dem schmalen Gang kann ich ihr nicht entkommen. Sobald sie mich sieht, hält sie mich am Arm fest, blickt mir starr in die Augen und redet irgendetwas auf mich ein, was keinen Sinn ergibt. Eine andere Frau auf der Station bekommt so laute Hustenanfälle, die klingen, als ersticke sie jeden Moment. Eine Dame ruft aus ihrem Zimmer unablässig ›Hallo, hallo‹. Und dann ist da noch eine, die mit einem Lappen jeden Stuhl im Gemeinschaftsraum abwischen will. Als ich das erste Mal dort war, konnte ich nicht glauben, dass sich meine Onno unter diesen Leuten wohlfühlt.«

Nora hat die Schminksachen eingepackt und holt ihrer Großmutter den Mantel. Der Besuch ist zu Ende. Es war schön. Fast so schön wie früher.

Früher – das war die Zeit, bevor die Demenz ausbrach. Damals lebte

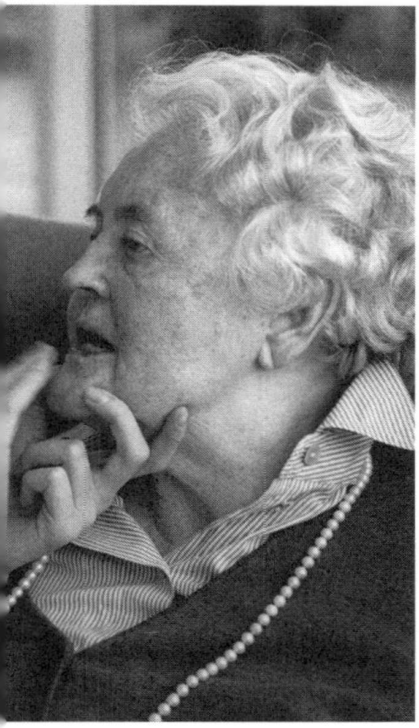

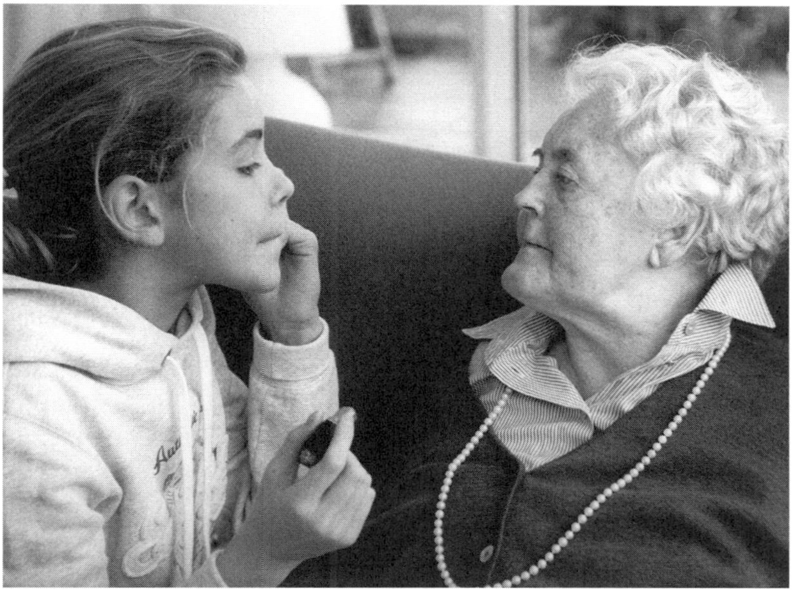

Nora mit ihren Eltern und ihrem Bruder in Düsseldorf, und ihre Großmutter wohnte in Hamburg.

Nora erinnert sich noch gut daran, wie sie damals war. »Mein Bruder und ich haben uns immer sehr auf die Besuche bei ihr gefreut. Wenn wir ankamen, ging sie jedes Mal mit uns in die Buchhandlung in der Nachbarschaft, und wir durften uns ein Buch aussuchen. Auf dem Weg dorthin mussten wir oft auf der Straße anhalten, weil Onno immer wieder von Leuten angesprochen wurde, die sie kannten. Sie wohnte schon viele Jahre in dem Viertel, jeder kannte und mochte sie, weil sie immer so fröhlich war und sich mit jedem gern unterhielt.«

Wie die meisten Frauen ihrer Generation war sie Hausfrau und auch nach Geburt und Erwachsenwerden ihrer Tochter nicht berufstätig. Sie lebte ausschließlich für ihre Familie. Bevor die Demenz ausbrach, pflegte sie sieben Jahre lang ihren krebskranken Mann und führte ihrer Mutter, die in der Nachbarschaft wohnte, den Haushalt.

Dann starben im Abstand von nur drei Monaten erst der Ehemann und dann die Mutter. So war die noch nicht wirklich alte Frau ihres Lebenssinns beraubt.

Die Besuche in Düsseldorf bei der Familie ihrer Tochter konnten die innere Leere nicht ausfüllen. Doch das ließ sie sich nicht anmerken. Nach außen wirkte die Großmutter fröhlich wie immer. Sie ging mit den Enkeln im Park spazieren, las ihnen vor und sang Kinderlieder. Niemand merkte bei diesen Besuchen, dass längst eine schwere Depression von ihrer Seele Besitz ergriffen hatte. Andere Menschen mit ihren Problemen zu behelligen, entsprach nicht dem Selbstverständnis der eleganten, stets um eine makellose Erscheinung bemühten Frau.

Es kam der Tag, an dem die Großmutter nicht wie verabredet am Düsseldorfer Hauptbahnhof stand. »Ich hatte gleich so ein komisches Gefühl, dass etwas Schlimmes passiert sein muss«, erinnert sich Nora. »Dass sie den Zug verpasst hatte, konnten wir uns nicht vorstellen, weil Onno immer pünktlich war.«

Als Noras Mutter – eine der Autorinnen dieses Buchs – sie in ihrer Hamburger Wohnung telefonisch nicht erreichen konnte, bat sie die Nachbarin, nach dem Rechten zu sehen. Diese fand die alte Dame schlafend vor dem laufenden Fernseher auf dem Sofa, neben sich auf dem Fußboden eine leere Flasche Cognac.

Dass die Hamburgerin zu diesem Zeitpunkt bereits regelmäßig trank, um das beklemmende Gefühl der zunehmenden Verwirrtheit zu betäuben, wusste ihre Familie nicht. Ihr fiel nur auf, dass die Großmutter bei ihren Besuchen inzischen schon nach zwei Tagen unruhig wurde und mit Nachdruck sagte, dass sie wieder nach Hause wolle.

Eine gemeinsame Reise nach Berlin endete im Desaster. Seltsam fremd sei ihr die Großmutter auf dieser Reise vorgekommen, sagt Nora. »Wir sind früher oft mit ihr verreist. Sie mochte schöne Hotels und gutes Essen. Aber diesmal war von Anfang an alles anders.«

Am Abend des ersten Tages wollte die Großmutter nach dem Essen nicht in ihr Zimmer und behauptete: »Ich geh' da ganz bestimmt nicht hinein, da lauert mir ein Mann auf. Er hat mich schon die ganze Zeit beim Essen im Restaurant beobachtet. Der will mich ausrauben!«

Weder die Tochter noch die Enkelkinder konnten sie beruhigen. »Erst nachdem meine Mutter lange auf sie eingeredet und sie wie ein kleines Kind an die Hand genommen hatte, schaffte sie es, Onno auf ihr Zimmer zu bringen.« Doch die Tochter durfte sie nicht allein im Zimmer lassen, musste neben ihrem Bett sitzen, bis die Großmutter eingeschlafen war.

Wenige Stunden später wachte die Tochter auf. Jemand schrie auf dem Flur. Die Großmutter war in panischer Angst aus ihrem Zimmer auf den Hotelflur gelaufen, schlug gegen jede Tür und rief: »Hilfe! Wo bin ich? Ich will nach Hause!« Erst als die Tochter für den Rest der Nacht in ihr Zimmer zog, kam die alte Dame zur Ruhe.

Das absonderliche Verhalten der Großmutter blieb den schlafenden Enkeln erspart, trotzdem spürten sie am nächsten Morgen, dass diese Hotelnacht eine Zäsur in ihrer aller Leben war. Die elegante, fröhliche Frau, die immer so gut nach »Madame Rochas« duftete und mit der man stundenlang »Mensch ärgere dich nicht« oder »Stadt, Land, Fluss« spielen konnte, gab es nicht mehr. Die Frau, die ihnen am Frühstückstisch des Berliner Hotels gegenübersaß, hatte über Nacht einen anderen Ausdruck in ihren Augen bekommen, einen ängstlichen, unruhigen Blick, der den Kindern unheimlich war. Unstet wanderten die Augen durch den Raum, fanden nirgendwo Halt, auch nicht bei den vertrauten Gesichtern der Verwandten.

Obwohl diese Szene schon einige Jahre zurückliegt, erinnert sich Nora noch an jedes Detail. Und sie vergisst nicht, wie sie sich zum ersten Mal in Gegenwart ihrer geliebten Großmutter unwohl fühlte. »Plötzlich zeigte sie mit dem Finger auf den Kellner und sagte so laut, dass es alle Leute im Frühstücksraum hören konnten: ›Der will meine Handtasche stehlen!‹«

Nach dem Frühstück reiste die Familie ab.

Die Mutter beruhigte die Kinder und sich selbst, indem sie ihnen versicherte, der Großmutter ginge es sicherlich wieder besser, sobald sie in ihrer vertrauten Umgebung sei. Es komme halt vor, dass alte Leute verwirrt seien und seltsame Dinge täten.

Doch nichts wurde besser. Am nächsten Morgen um sechs kam der erste Telefonanruf. Die Stimme der Großmutter überschlug sich. Sie flehte die Tochter an: »Komm schnell, ich bin hier ganz allein, ich habe solche Angst!«

Es war der Auftakt zu einem nervenaufreibenden Ritual. »Sobald wir nicht bei ihr waren, griff Onno zum Telefonhörer. Sie rief manchmal vierzig Mal am Tag bei uns an«, erinnert sich Nora. Morgens um sechs klingelte das Telefon zum ersten Mal, abends um elf zum letzten Mal. Um wenigstens ab und zu Ruhe zu haben, schaltete ihre Mutter schließlich den Anrufbeantworter ein.

»Wenn wir nach Hause kamen, hatten wir Angst, den Anrufbeantworter abzuhören. Es war schrecklich zu hören, wie verzweifelt Onno war. Einmal weinte sie sogar am Telefon.«

In der folgenden Zeit rief auch ihre Nachbarin immer öfter an. Einmal stand die Großmutter nachts im Nachthemd vor ihrer Tür und behauptete, ein Einbrecher sei in ihrer Wohnung. Ein anderes Mal quoll schwarzer Rauch aus ihrem Küchenfenster. Die Großmutter hatte einen leeren Topf auf die eingeschaltete Herdplatte gestellt und war vorm Fernseher eingeschlafen. Dann rief eine Freundin der Tochter an. Sie hatte die Großmutter nach Hause gebracht, nachdem diese auf der Straße gestürzt war. Eine Angestellte ihrer Bank meldete sich. Die verwirrte Frau war an dem Tag viermal hintereinander zum Geldabheben gekommen und hatte sich laut beschwert, weil man ihr nichts mehr auszahlen wollte.

Dass sie inzwischen schwer demenzkrank war, bemerkte keiner der Ärzte. Sowohl Hausarzt als auch Neurologe und Psychiater stell-

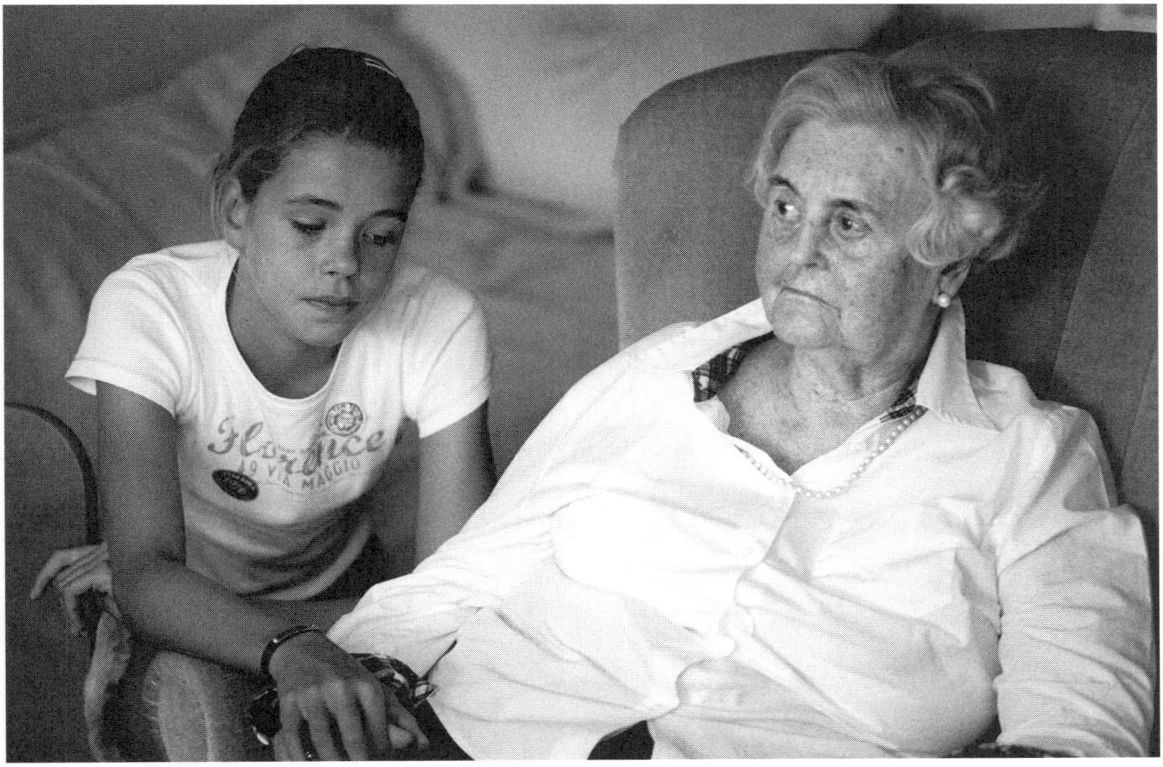

ten die Diagnose »schwere Depression« und verschrieben Antidepressiva und Angst lösende Psychopharmaka. Erst auf Anraten der Tochter wurde bei einem Düsseldorfer Spezialisten der »Mini Mental Status Test« gemacht. Er bestätigte den Verdacht auf Alzheimer. Die Tochter beschloss, mit der Familie nach Hamburg umzuziehen.

Die Nähe zur kranken Großmutter, mit der sie früher so gern zusammen waren, empfanden die Enkel nun aber als Belastung. »Ich hatte sie immer noch sehr lieb und wollte ihr helfen, aber ich wusste nicht, wie.«

Nora erinnert sich, wie unverständlich es für sie war, dass die Großmutter, die früher so sehr an ihr und ihrem Bruder hing, sich auf einmal gar nicht mehr um sie kümmerte. »Wenn ich sie besuchte, fragte sie mich nicht wie früher, wie es mir geht und was ich mache, sondern wollte immer nur wissen, wann meine Mutter sie besucht. Sie ist bis heute der einzige Mensch, an dem Onno Interesse hat.«

Für die Enkelin wurde es immer schwieriger, ein Gesprächsthema zu finden, das ihre Großmutter interessierte. »Wenn ich ihr etwas erzählte, hörte sie mit gleichgültigem Gesichtsausdruck zu, ohne etwas zu antworten oder Fragen zu stellen. Es kam mir irgendwie ganz sinnlos vor, dass ich überhaupt mit ihr sprach.«

Die alte Frau verabschiedete sich immer mehr aus der Welt der Enkelin. Nur die eigene Vergangenheit zählte noch. Das Langzeitgedächtnis half ihr, Erinnerungen hervorzuholen: die Ferienreisen mit den Eltern in die Holsteinische Schweiz, die Tanzstunde, die Bombennächte in Hamburg. Nora war das recht. Auch wenn es immer dieselben Geschichten waren, die sie schon hundertmal gehört hatte, Hauptsache, ihre Onno war nicht mehr so entsetzlich traurig und teilnahmslos. Zuhören, ihre Hand halten, schweigen – das war alles, was Nora tun konnte. Helfen konnte sie der Großmutter nicht mehr.

Der alten Dame gelang es auch in der Öffentlichkeit immer weniger, Haltung zu wahren. Der gemeinsame Einkaufsbummel, den die Enkelin früher besonders genossen hatte, weil dabei immer Süßigkeiten für sie abfielen, wurde für Nora zur peinlichen Prozedur. »Die Großmutter sprach jedes Kind, das uns auf der Straße begegnete, an und fragte es aus. Ich weiß noch, wie peinlich mir das war. Ich schämte mich manchmal richtig für meine Großmutter.«

Als die alte Frau im Supermarkt ein Paket Kaffee aufs Laufband legte, sagte die Kassiererin: »Ich glaube, den brauchen Sie nicht, Sie haben heute früh doch schon Kaffee eingekauft.« Daraufhin wurde die Großmutter laut und rief erregt: »Das stimmt nicht. Ich weiß doch wohl noch genau, was ich einkaufe!«

Heute noch erinnert sich Nora daran, wie seltsam fremd sie ihr in diesem Moment erschien. »Das war das erste Mal, dass ich Onno so unfreundlich mit jemand Fremdem habe reden hören. Sie war sonst immer besonders höflich.«

Obwohl die Mutter täglich bei ihr war, verbesserte sich der Zustand der Großmutter nicht. »Es ging ihr einigermaßen, solange Mami sie besuchte, aber schon kurz nachdem Mami wieder zu Hause war, klingelte das Telefon. ›Wo bleibt das Kind denn?‹, fragte sie dann mit vorwurfsvoller Stimme. ›Ich habe wirklich eine schreckliche Tochter! Nie besucht sie mich!‹ Dann schimpfte sie ganz grässlich mit Mami, die sehr traurig nach solchen Telefonaten war und mir sehr leid tat.«

Nora und ihr Bruder merkten, wie sehr ihre Mutter unter der Krankheit der Großmutter litt. »Mami dachte immerzu an Onno und hatte nur noch wenig Zeit für uns. Durch die ständigen Telefonanrufe konnte sie sich nicht mehr richtig auf ihre Arbeit konzentrieren und war so nervös, dass sie nachts schlecht schlief.«

Die Großmutter spürte, welche Belastung sie für ihre Familie darstellte. Immer öfter sprach sie davon, nicht mehr leben zu wollen.

Bei einem Besuch schlug Nora und ihrer Mutter ein beißender Uringeruch entgegen. Die Großmutter saß an ihrem Lieblingsplatz am Fenster, die Zeitung wie immer unaufgeschlagen neben sich, und trank ihren Morgenkaffee, den ihr die Pflegerin hingestellt hatte. Auf dem Teppich war ein großer nasser Fleck. Die Tochter entschloss sich, die Mutter in einem Heim unterzubringen.

»Das war für Mami sehr schwer, weil sie ihrer Mutter immer gesagt hatte: ›Ich sorge dafür, dass du nie in ein Heim musst.‹ Onno wollte nichts von einem Heim hören. Sie meinte, sie könne sehr gut alleine leben und ihre Tochter wolle sie nur aus Boshaftigkeit abschieben. Diese Vorwürfe waren für Mami ganz furchtbar.«

Nora war froh, als die Großmutter nun doch in einem Heim versorgt war – und ihre Mutter endlich wieder mehr Zeit für die eigene Familie hatte.

Dass die Entscheidung auch für die Großmutter richtig war, zeigte sich schon wenige Wochen nach dem Umzug ins Heim. Sie, die zuletzt kein Interesse mehr an anderen Menschen gehabt hatte, fühlte sich in der Gemeinschaft anderer Demenzkranker wohl.

Das fiel auch Nora auf. »Schon bei einem meiner ersten Besuche – sie war gerade zwei Wochen im Heim – wirkte sie fröhlicher und nicht mehr so ängstlich wie in ihrer Wohnung.«

Die alte Dame, die zuletzt nur noch gleichgültig vor dem Fernseher gesessen hatte, nahm mit Elan an den Aktivitäten ihrer Dementengruppe teil. Sie bastelte, malte und sang die Volkslieder ihrer Kindheit, deren Texte sie besser beherrschte als mancher Pfleger. »Wenn ich sie besuchte, kam es manchmal sogar vor, dass sie gar nicht mit mir nach draußen wollte. Sie sagte: ›Lass uns doch hier bleiben, es ist gerade so gemütlich.‹«

Nora erlebte, wie ihre Großmutter eine Dame tröstete, die aufgebracht von ihrer Scheidung berichtete, die fünfzig Jahre zurücklag, und sie erlebte, wie sie mitfühlend reagierte, als eine andere Frau unvermittelt anfing zu weinen. Es schien, als ob das schwere Schicksal der Mitbewohnerinnen ihre brachliegenden sozialen Kompetenzen wiedererweckte.

Vielleicht, so vermutet Nora, war es ja dieses Gefühl des Gebrauchtwerdens, das ihrer Großmutter half, mit der Krankheit jetzt besser klarzukommen. »Sie hat sich ja früher auch sehr viel um andere gekümmert. Jetzt kann sie es wieder tun.«

Besuchen möchte Nora sie allerdings nicht mehr so gern. Die Kluft zwischen der eigenen Welt und der neuen Welt der Großmutter ist zu groß. Wenn möglich, holt ihre Mutter daher die Großmutter zu ihnen nach Hause – in den Kosmetiksalon.

Das junge Mädchen hat gelernt, zu verstehen, dass sie kaum noch eine Rolle im Leben ihrer Großmutter spielt. »Es kommt immer häufiger vor, dass sie mich mit dem Namen meiner Mutter anspricht. Früher hätte mich das traurig gemacht. Heute, wo ich mehr über die Krankheit weiß, macht es mir nichts mehr aus. Ich habe gelernt, eine Großmutter zu haben, von der es nicht mehr viel gibt.«

Manchmal allerdings blitzt bei der alten Dame der Sinn für Humor wieder auf, als öffne sich für kurze Zeit eine Lücke im Wirrwarr ihrer Gedankenwelt. Das sind Momente, über die sich Nora sehr freut. »Vor kurzem sagte jemand im Heim zu ihr ›Grüß Gott‹! Onno antwortete: ›Das mach' ich gern, wenn ich ihn sehe.‹«

Eine Liebe für schlechte Zeiten

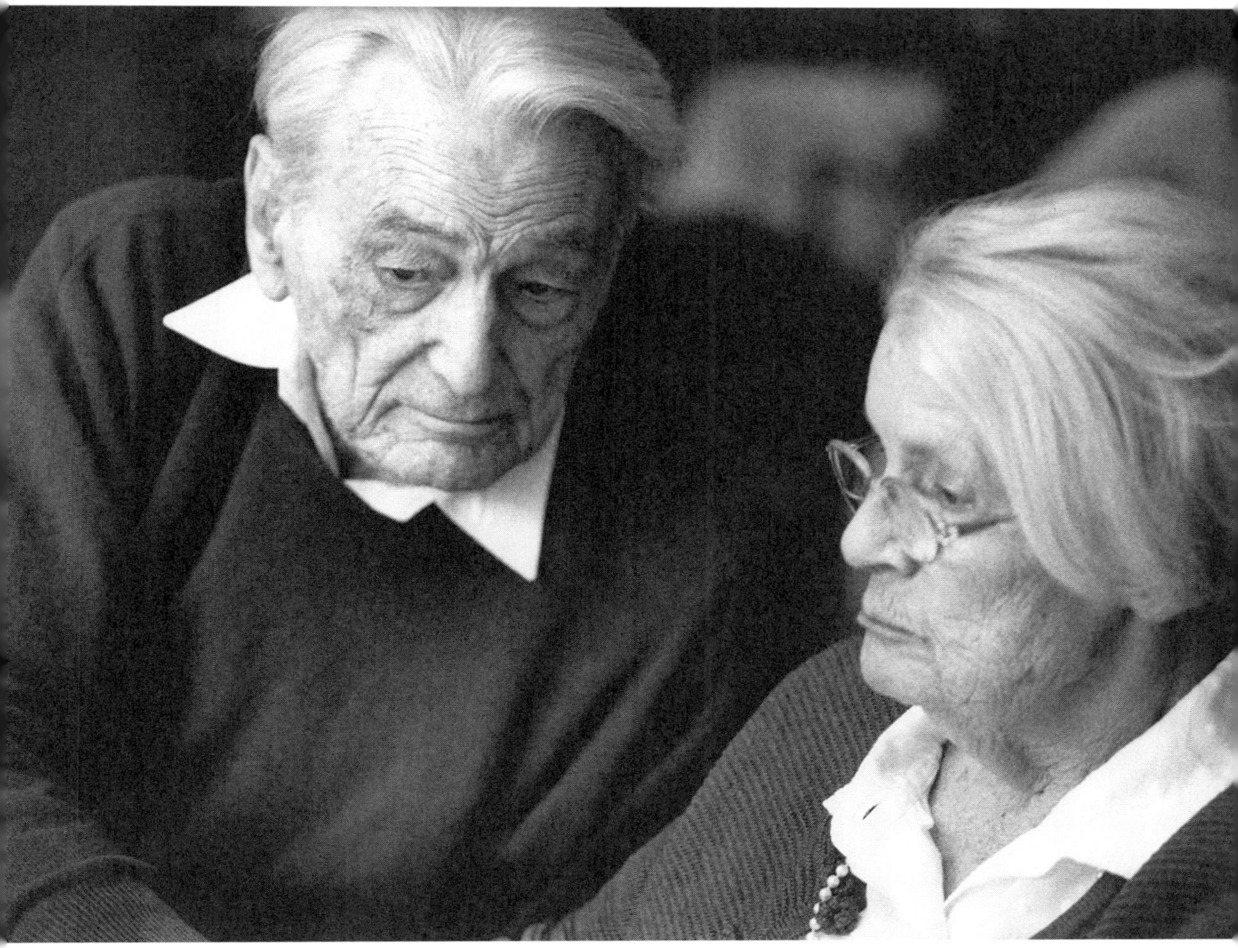

Da sprach also der Sohn des Saturnus mit gütigem Munde:
»Redlicher Greis und Weib, so würdig des redlichen Gatten,
sagt nun, was ihr euch wünscht.«
Wie er kurz sich besprochen mit Baucis, machte der Greis den
Göttern bekannt, den gemeinsamen Ratschluss:
»Euere Priester zu sein und eueren Tempel zu hüten
wünschen wir uns, und weil wir die Jahre verlebten in Eintracht,
nehme die selbige Stund' uns fort, und möchte ich niemals
schauen der Gattin Grab, noch sie mich selber bestatten!«
Was ihr Begehr traf ein.

Ovid, *Metamorphosen*

Er hatte ihr versprochen, für sie da zu sein, in guten wie in schlechten Zeiten. Er hat sein Versprechen gehalten.

Aufrecht, nur leicht auf einen Stock gestützt, folgt der großgewachsene Mann dem Sarg seiner Frau.

Roland Stuhlmann-Laeisz weint nicht an diesem Tag, auch nicht während der Predigt in der Friedhofskappelle. Er hat sich schon vor langer Zeit von seiner Frau verabschiedet.

Geweint hat er zuletzt vor acht Jahren. Es war der Moment, den der 96-jährige Kaufmann heute als den schwersten in seiner langen Ehe bezeichnet. Damals war die Tochter gekommen, hatte seine Frau ins Auto gesetzt und in die Psychiatrie gefahren. Sie wollte nicht weg von ihrem Mann, nicht weg aus der Wohnung, in der sie so viele Jahre gemeinsam gelebt hatten. Sie schien zu ahnen, dass sie ihre vertraute Umgebung nie wiedersehen würde.

Die Wohnungstür fiel hinter Frau und Tochter ins Schloss, der Mann brach zusammen. »Ich legte mich aufs Sofa und konnte nicht mehr aufhören zu weinen.«

Diesen Tag empfand er als große Niederlage, als Kapitulation vor einer Krankheit, die sich unerbittlich zwischen ihn und seine Frau drängte. Drei Jahre lang hatte er von der Hoffnung gelebt, dass die Krankheit sie nicht auseinanderbringen könnte. Denn es war nicht der fortschreitende geistige und körperliche Verfall seiner Frau, nicht ihr verändertes, ihm fremdes Wesen, der Wahn eines zerstörten Gehirns, wovor er sich fürchtete. Für ihn – und viel mehr noch für sie – lag der größte Schrecken der Krankheit darin, einmal ohne einander zu sein.

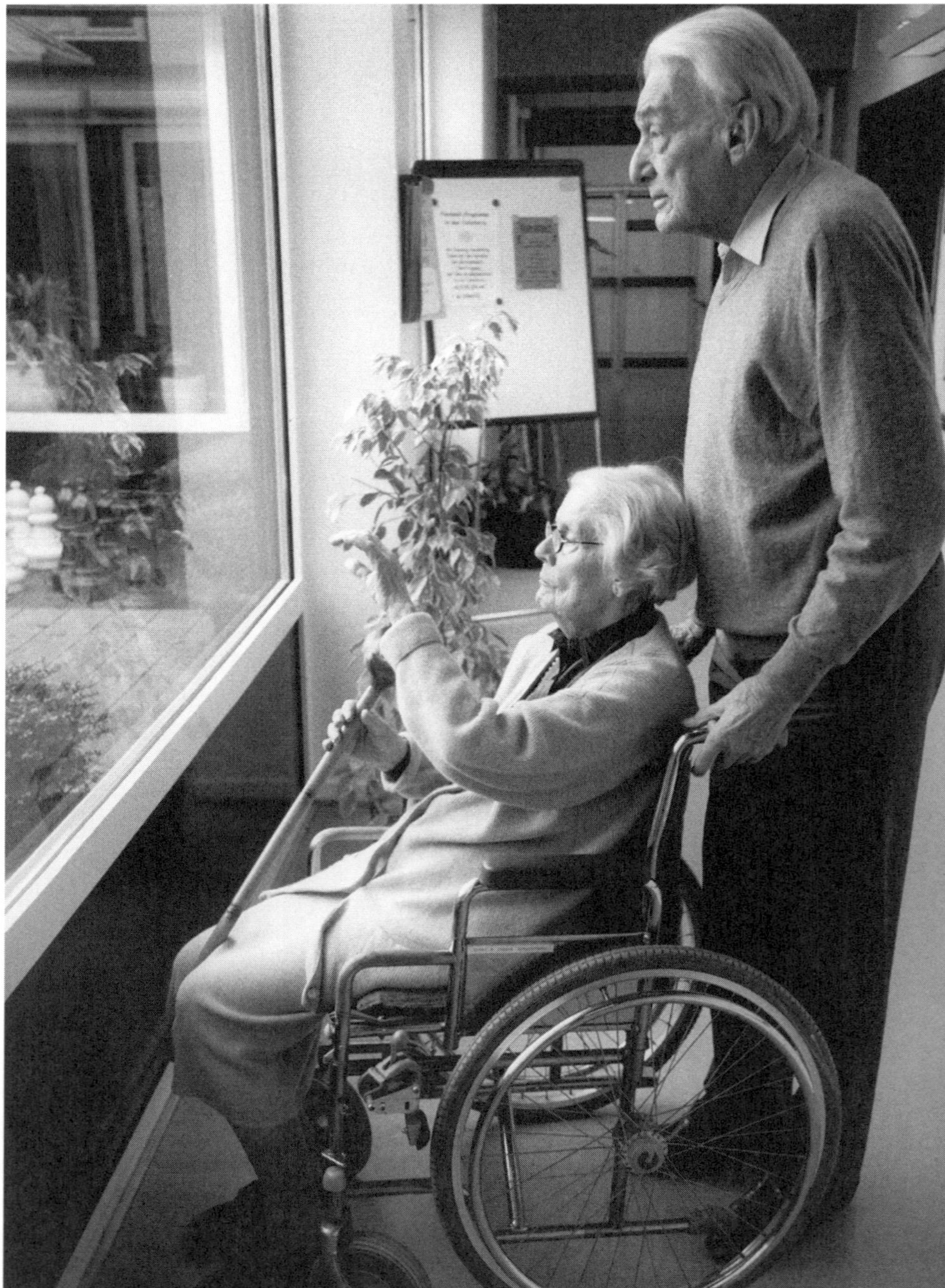

Ein Mann wie Roland Stuhlmann-Laeisz fühlte sich des Wortbruchs schuldig, als er seine Frau damals in fremde Obhut gab. Und so wählte er einige wenige Möbelstücke sowie ein paar Bücher und Fotos aus und zog ihr hinterher ins Heim.

Von seinem Apartment im zweiten Stock sind es nur wenige Schritte zu seiner Frau in die Abteilung für Demenzkranke. Jeden Morgen geht er über das weiße Linoleum, den langen Flur entlang und durch die schwere Schwingtür, die sich dem Besucher automatisch öffnet und hinter ihm wieder schließt. Die goldenen Knöpfe seines Jacketts klimpern gegen den Rahmen des Rollstuhls, wenn er sich über seine Frau beugt, um sie zu begrüßen. Dabei streicht er ihr eine Haarsträhne aus der Stirn. Er hat es ernst gemeint, als er seiner Braut an einem Septembertag im Jahr 1939 versprochen hatte, stets für sie da zu sein – in guten wie in schlechten Zeiten.

Um halb zwölf Uhr mittags begleitet er sie in das Esszimmer ihrer Abteilung, legt sein Jackett ab, krempelt die Ärmel hoch und setzt sich neben seine Frau. Es gibt Pute, Kartoffelbrei und Möhren. Er zerschneidet ihr das Fleisch, führt ihr das Trinkglas an die Lippen und wischt ihr mit einer Serviette über das Kinn. Gleichzeitig richtet er beruhigende Worte an eine andere Frau, die rechts von ihm unaufhörlich auf den Tisch klopft, nicht essen will und von blauen Schuhen spricht. »Probieren Sie das Essen doch wenigstens einmal. Sehen Sie, meiner Frau schmeckt es auch.«

Bei einem Vortrag vor der Alzheimer Gesellschaft Kiel, die ihn als Angehörigensprecher eingeladen hat, sagt Roland Stuhlmann-Laeisz – und es schwingt ein wenig Stolz in seiner Stimme mit –, dass seine Frau und er bis zum Umzug ins Heim so gut wie nie in getrennten Betten geschlafen haben. Die beiden lebten eine symbiotische Liebe, die in ihrer Absolutheit sogar zeitweise die eigenen drei Kinder ausschloss. Eine Liebe, wie die heutige Generation sie nicht mehr kennt. Eine Liebe, die sich selbst genügt und schlechte Zeiten aushält.

Und die begannen mit einem Krankenhausaufenthalt. Seine Frau musste sich einer Hüftoperation unterziehen. Die Vorbereitungen und die Operation liefen nach Plan. Wer nicht nach Plan lief, war die Patientin. »Sie hatte schon lange vor dem Termin panische Angst, von mir getrennt zu sein, und sprach von nichts anderem mehr.«

Seine Frau, die es früher zwar nie gemocht hatte, wenn ihr Mann auf Geschäftsreisen fuhr, aber gelernt hatte, damit zu leben, zeigte auf einmal eine geradezu pathologische Angst vor der Trennung. Schließlich gab der Ehemann ihrem Drängen nach und ließ sich ein zweites Bett ins Krankenzimmer stellen.

Hatte er zu diesem Zeitpunkt noch gehofft, die Angstzustände seien allein auf den Krankenhausaufenthalt zurückzuführen, wurde diese Hoffnung nach der Rückkehr seiner Frau in die gemeinsame Wohnung zerstört. Es schien, als hätte die Zeit in der fremden Umgebung die Demenz erst virulent werden lassen.

Die folgenden Wochen waren von einer »Abwärtsspirale des Verfalls« geprägt. Wie sehr er damals unter ihrer Wesensveränderung litt, deutet er nur zart an. In seiner zurückhaltenden Art, der jede zur Schau gestellte Gefühlsregung fremd ist, schildert der Mann das Zusammenleben mit seiner Frau als »zunehmend aufreibend und Nerven zerstörend«.

Neben den Gedächtnislücken, dem ständigen Suchen in der Handtasche nach Schlüsseln, Brille und Portemonnaie, den wiederholten Gängen zum Supermarkt, wo mehrmals täglich die gleichen Pakete Kaffee gekauft und dann an den verschiedensten Orten in der Wohnung gehortet wurden, klagte seine Frau jetzt immer öfter über starke Übelkeits- und Kopfschmerzattacken, deren Ursache ihr Mann sich nicht erklären konnte. »Von nun an erging sie sich in einer endlosen Litanei des Klagens. Ständig sollte ein Arzt gerufen oder Bekannte zum Besuch herantelefoniert werden«, erinnert sich ihr Mann an diese Zeit.

In einem jähen Wutausbruch bat sie ihn, die Haushaltshilfe so-

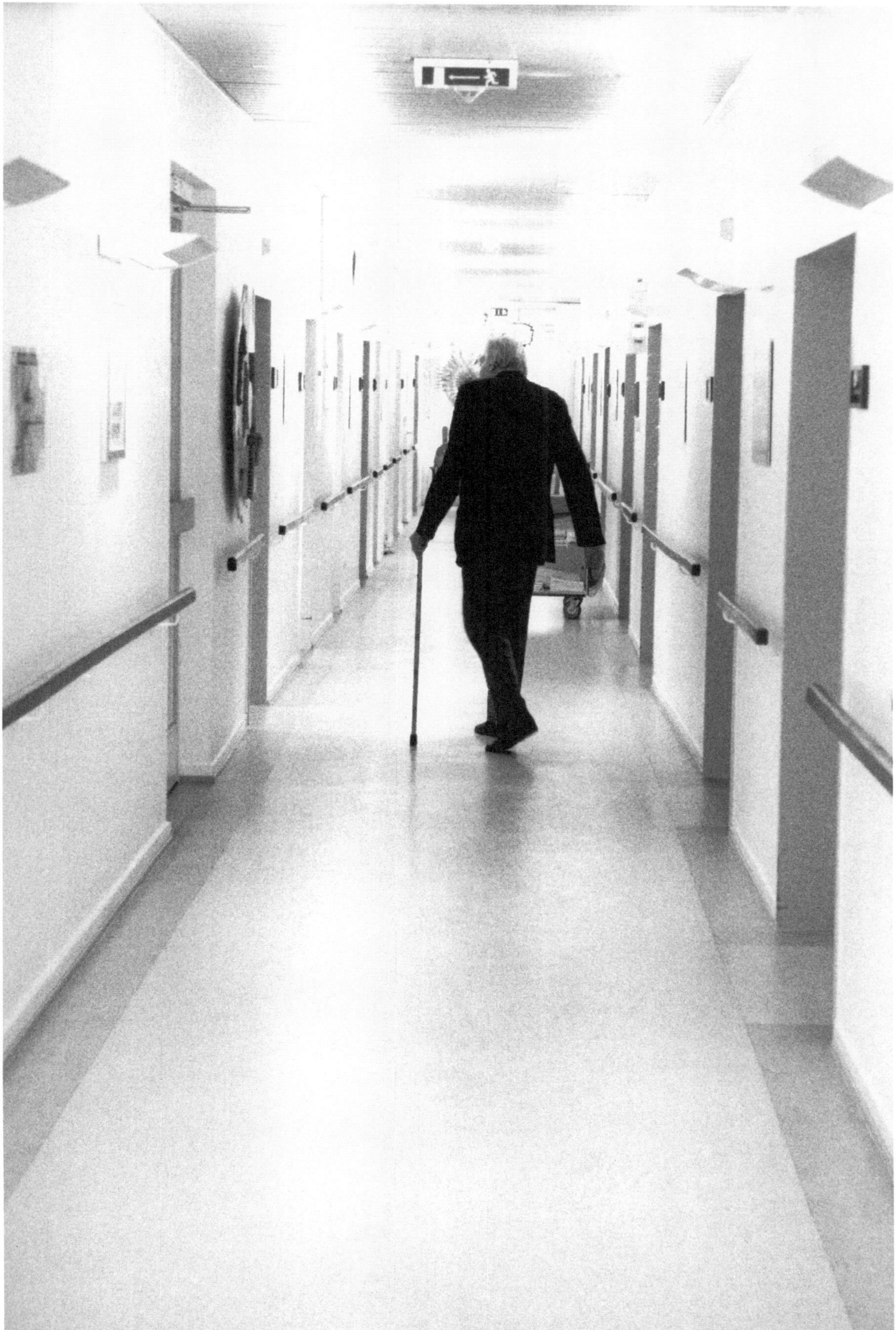

fort zu entlassen. Dann sollte der Hausbesitzer wegen der Heizung zur Rede gestellt werden. Ihre aggressiv vorgetragene Kritik machte auch vor dem eigenen Mann nicht halt. »Immer willst du alles nicht, alles ist immer zu teuer, warum hast du mich überhaupt geheiratet?«

Als die typischen demenzbedingten Schlafstörungen begannen und seine Frau nächtelang wach lag, verlangte sie von ihrem Mann, ebenfalls wach zu sein. »Meine Frau hatte einen kleinen Radioapparat hinter sich am Kopfende des Bettes stehen. Den stellte sie mitternachts, wenn ich ein dringendes Schlafbedürfnis hatte, an, redete unaufhörlich dazu und wollte eine Antwort von mir.«

Der fürsorgliche Ehemann sah sich zum Befehlsempfänger degradiert von einer Frau, deren herrisches und rechthaberisches Wesen so gar nicht zu dem geliebten Menschen passen wollte, den er so schätzte. »Obwohl ich bereits merkte, dass etwas mit ihr nicht stimmte, weil sich ihr Wesen so veränderte, habe ich lange Zeit die Symptome nicht einer Demenz zuordnen können – oder vielleicht auch nicht wollen«, sagt Roland Stuhlmann-Laeisz über diese schwierige erste Phase der Krankheit.

Hatte er bisher geglaubt, seine Frau bis in die kleinste Facette ihres Wesens zu kennen, wurde sie ihm nun zunehmend fremd. Das Bild der wohlerzogenen höheren Tochter, das sie jetzt nur noch mit Mühe aufrechterhalten konnte, bröckelte. »Meine Frau ging gegenüber jedem Menschen in eine Abwehrstellung. Wenn der Nachbar das Pech hatte, gleichzeitig mit ihr nach Hause zu kommen, rief sie ihm mit lauter Stimme Schimpfworte hinterher.«

Durch die pausenlose Anforderung, eine »24-Stunden-Totalüberwachung« seiner Frau, die bald keine Minute allein sein konnte, ohne in Panik auszubrechen, fühlte sich der Mann immer stärker eingeengt. »Ich war an die Wohnung gefesselt und stand permanent unter einem wahnsinnigen Druck. Ich konnte schließlich nur noch das Haus verlassen, wenn unsere Hilfe da war. Meine Kinder sahen, in welch ver-

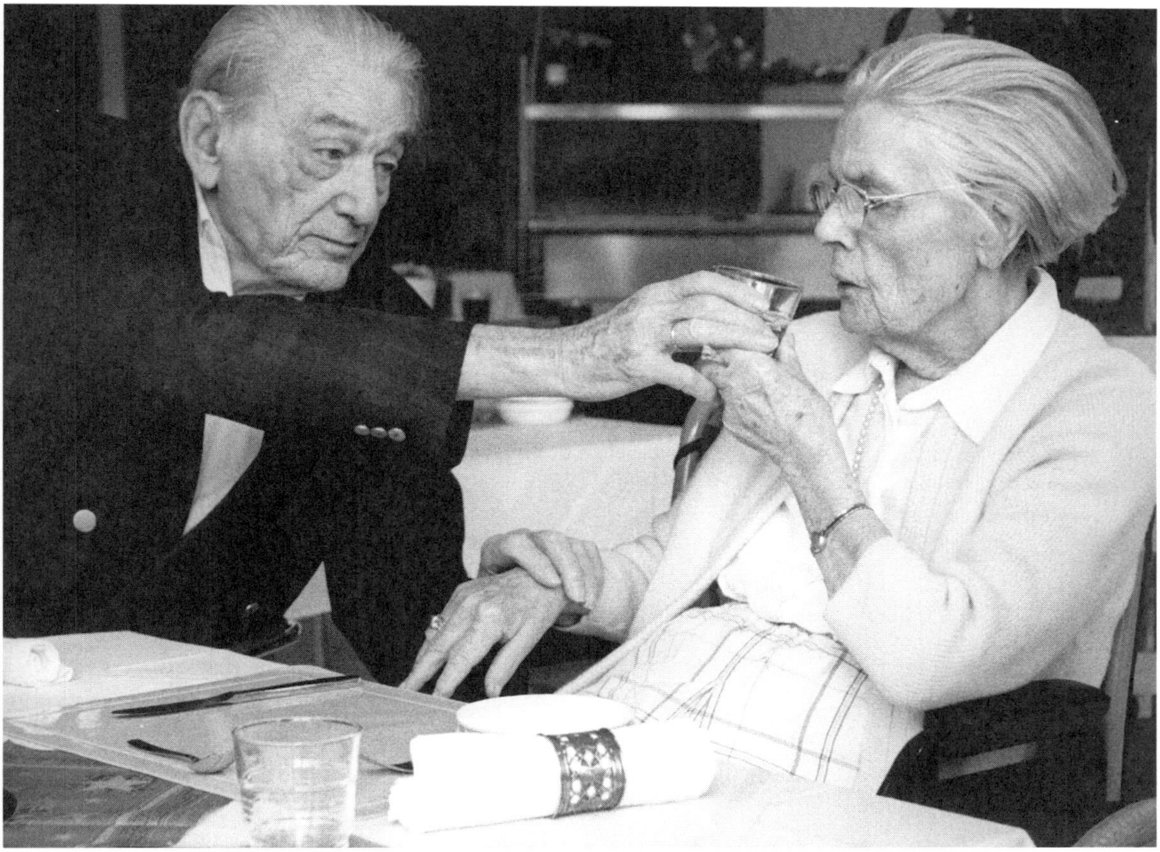

zweifeltem Zustand ich mich befand, und wollten mir Entlastung verschaffen, weil sie befürchteten, dass ich zusammenbräche. Aber dadurch, dass ich weiterhin dem Wunsch meiner Frau nachgab, von mir allein gepflegt zu werden, verloren unsere Kinder das Verständnis für mich – wir entfremdeten uns von unseren Kindern. Das habe ich als besonders traurig empfunden.«

Er war an einem Punkt angelangt, wo er sich die Frage stellen musste, die sich irgendwann die meisten Angehörigen von Demenzkranken stellen: Kann man den Ehepartner noch lieben, wenn dieser zum Fremden geworden ist? Roland Stuhlmann-Laeisz, dem die Liebe seiner Frau Lebenselixier war, machte damals die Feststellung: »Unsere Zweisamkeit wurde für mich zur Einsamkeit.«

Eine Augenoperation, der sich der erschöpfte Mann unterziehen musste, brachte schließlich die Wende. Die Trennung von seiner Frau, die für die Dauer seines einwöchigen Krankenhausaufenthalts bei einer Nichte wohnte, empfand der Ehemann als Befreiung und Entlastung. Nach seiner Rückkehr in die gemeinsame Wohnung bat er einen befreundeten Psychiater um Hilfe. Der Diagnose Demenz folgte die Einweisung in die Psychiatrie – und der Tag, an dem die Tochter die Mutter abholte.

Vor der Alzheimer Gesellschaft in Kiel spricht Roland Stuhlmann-Laeisz von einem »Wunder«, das ihm und seiner Frau widerfahren ist. »Trotz der eher schlichten Umgebung in einer Gruppe von dementen Damen habe ich das Gefühl, dass sich meine Frau in dieser neuen Welt wohlfühlt.« Es wurde offenbar, dass die »zweisame Einsamkeit«, unter der er litt, für seine Frau genauso schwer zu ertragen war.

Ein noch größeres Wunder geschah: Das alte Ehepaar verliebte sich wieder ineinander. Von einer »Rückkehr der Liebe in Zeiten der Demenz« spricht Roland Stuhlmann-Laeisz vor den versammelten Alzheimerspezialisten der Republik – und schämt sich nicht für das ihm sonst so fremde Pathos.

Zwischen den Eheleuten entstehen neue Rituale der Liebe, die ihren Ausdruck in gemeinsamen Spaziergängen Arm in Arm im großzügigen, von Eichen bestandenen Park des Heims finden. Sie sprechen nicht viel miteinander. Am liebsten schweigen sie in diesen Momenten der Innigkeit. Er spürt ihren Kopf an seiner Schulter und streichelt ihre Hand. »Es macht mich glücklich zu sehen, wie zufrieden sie in solchen Momenten ist.«

Seine Frau, die bisher ausschließlich auf ihren Mann fixiert war, entwickelt im Kreis ihrer Dementengruppe ungewohnte soziale Kom-

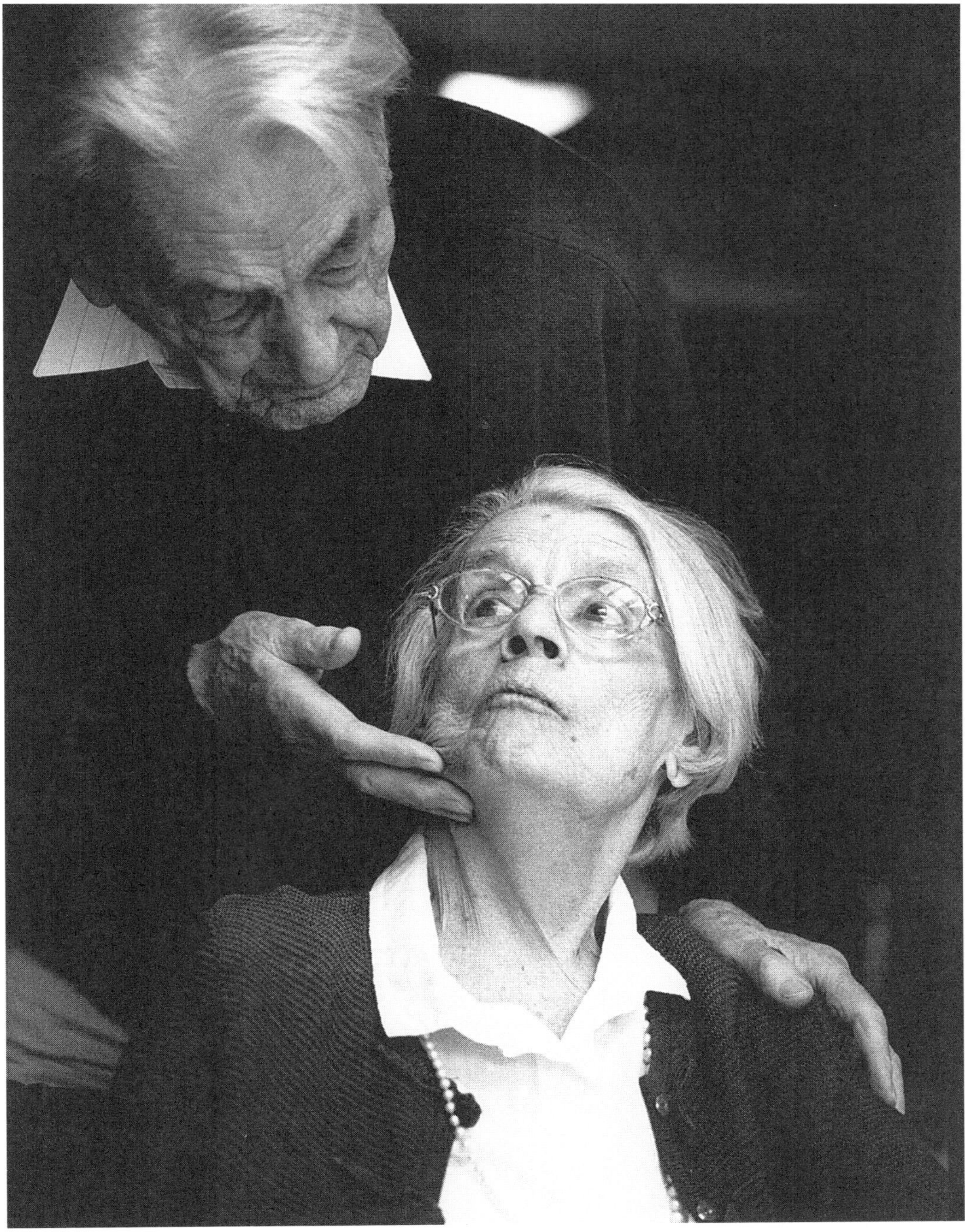

petenzen. Einmal beruhigt sie eine weinende Tischnachbarin, tröstet eine andere, die ein Glas Wasser verschüttet hat, und sitzt besonders gern umringt von vielen Menschen in der Cafeteria.

Dabei ist er immer in ihrer Nähe, blickt sie an und weiß, dass er weder ihre Zuneigung noch ihre Gedanken halten kann. Am frühen Abend, wenn sie bereits auf ihrer Station schläft, sitzt Roland Stuhlmann-Laeisz allein in der Cafeteria und legt Patiencen.

Einmal in der Woche kommt ein Bekannter zum Schachspielen, sonntags kommen die Töchter.

Es bleiben ihnen noch sechs gemeinsame Jahre. Jahre, in denen das Ehepaar versucht, dem Verfall von Geist und Körper Zeit für Nähe und Zärtlichkeit abzutrotzen.

Wenige Wochen vor ihrem Tod sitzt Renate Stuhlmann-Laeisz an der Seite ihres Mannes im Speisesaal des Heims. Sie blickt ihn an und sagt ganz unvermittelt: »Ich muss dich immer anschauen!«

»Warum denn?«, fragt ihr Mann.

»Weil du so schön bist!«

Das Organ hat das Ich überwältigt

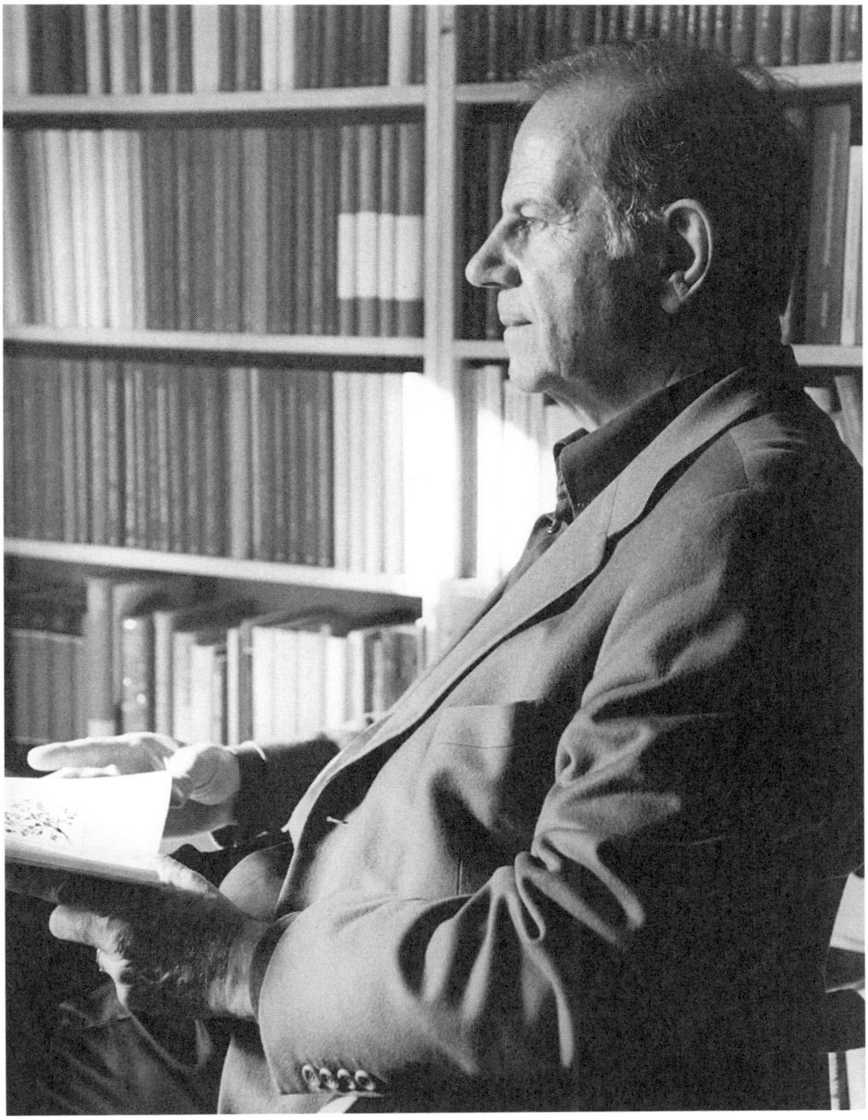

Es ist wirklich unglaublich, wie nichtssagend und bedeutungsleer, von außen gesehen, und wie dumpf und besinnungslos, von innen empfunden, das Leben der allermeisten Menschen dahin fließt. Es ist ein mattes Sehnen und Quälen, ein träumerisches Taumeln durch die vier Lebensalter hindurch zum Tode, unter Begleitung einer Reihe trivialer Gedanken.

Arthur Schopenhauer, *Die Welt als Wille und Vorstellung*

Es ist nur eine Frage der Zeit, bis man ihn versteht. Und es ist eine Frage der Unvoreingenommenheit, ob man ihm glaubt. Wer Volker Fintelmann lange genug zuhört, dem erschließt sich eine Region, die fern vom schulmedizinischen Wissen liegt. Das Erkenntnisgebiet des Professors befindet sich in unmittelbarer Nachbarschaft zur Naturheilkunde. Das Terrain ist nicht schwer zugänglich, nur die Gangart ist etwas ungewohnt. Aber gerade die Gewohnheiten des Denkens gilt es abzulegen, die ausgetretenen Pfade der bekannten Vorstellungen gilt es zu verlassen. Erst die rechte Art des Denkens macht resistent gegen den Zelltod im Gehirn.

Volker Fintelmann formuliert seine Erkenntnisse gern als Fragen. Er nutzt diesen didaktischen Griff, um die kreativen Denkkräfte seines Gegenübers anzuregen.

»Was geschieht denn, wenn ein Muskel nicht genutzt, nicht trainiert wird? Er atrophiert, er verkümmert. Warum sollte es beim Gehirn anders sein? Alzheimerdemenz ist eine massive Gehirnatrophie. Die Demenzen insgesamt sind verursacht durch ein Denken, das ganz und gar auf die Abstraktion ausgerichtet ist, die jedoch mit der Wirklichkeit, der Welt des Menschen, nichts zu tun hat. Das ist ein Denken, dass das Hirn verkümmern lässt. Wir werden eine extreme Zunahme dieser Krankheiten in den kommenden Jahren haben, weil vor allem die Pädagogik schon lange so ausgerichtet ist, dass Kinder nicht mehr lernen, assoziativ zu denken, und somit später als Erwachsene unfähig sind, im Zusammenhang zu denken. Meine Medizinstudenten, die ich im Staatsexamen geprüft habe, waren völlig unfähig, Zusammenhänge zu denken. Die hatten zwar ein gespeichertes Erinnerungsdenken durch dieses Multiple-Choice-Verfahren, aus dem sie gut abrufen konnten, aber wenn ich sie fragte: ›Wenn bei einem Diabeteskranken als Komplikation eine Nierenarteriosklerose auftritt, wie äußern sich dann die Symptome?‹ Dann waren sie völlig hilflos.«

Er nennt sie die »Schlüsseljahre des Gehirns« und meint die ersten zehn Lebensjahre des Kindes, in denen das Gehirn seine entscheidende Prägung erfährt – oder eben nicht, weil an den meisten Schulen lediglich abstraktes und abrufbares Wissen in die Gehirne der Kinder hineingestopft werde »wie durch einen Nürnberger Trichter«.

Der Internist und Vater von fünf Kindern, der als Zwölfjähriger auf eine Waldorfschule wechselte, in Tübingen, Berlin, Hamburg und Heidelberg Humanmedizin studierte und anthroposophischer Arzt wurde, »weil mich Rudolf Steiner so faszinierte«, sieht in der Alzheimerdemenz eine westliche Zivilisationskrankheit, mehr noch: Es sei die Krankheit des absolut materialistischen Denkens, bei dem nur der Verstand gefüttert und die wirkliche Denkfähigkeit vernachlässigt werde.

»Es ist doch ein gewaltiger Unterschied, ob ich einem Kind die Geschichte vom Rotkäppchen erzähle, damit es sich mit seiner Vorstellungskraft sein eigenes Bild von diesem Rotkäppchen erarbeitet, oder ob ich es vor den Computer setze, wo es sich fertige, vorgegebene Figuren anschaut, die der Phantasie keinen Raum mehr lassen. Das ist für die kreative Leistung des Gehirns äußerst schädlich. Die Pädagogik arbeitet dem Alzheimer auf unheimliche Weise zu.«

Seine Kritik an der Pädagogik und der verfehlten Denkerziehung als Ursache für den Zelltod im Gehirn verhallen weitgehend im gesellschaftlichen Diskurs. Die Ursache für das mysteriöse Vergessen suchen Forschung und Wissenschaft weiterhin in der Entstehung von Plaques, Amyloid und Fibrillen. Die Schulmedizin muss die Erkenntnisse der anthroposophischen Medizin ignorieren, allein weil ihr die wissenschaftliche Belegbarkeit fehlt.

»Das ist das Problem der Schulmedizin, die nicht begreifen will, dass sie eben keine Naturwissenschaft sein kann, was sie so gern möchte. Sie kann natürlich Mittel der Naturwissenschaft nutzen, aber sie kann sie nicht mechanisch auf den Menschen anwenden. Ihr fehlt ein wirklich spirituelles Element, um den Menschen in seiner Ganzheit zu verstehen.«

In seinen mehr als zweitausend Vorträgen betont der gebürtige Berliner, der 35 Berufsjahre an verschiedenen Krankenhäusern arbeitete, immer wieder die Bedeutung der ganzheitlichen Betrachtung, das Zusammenspiel von Leib und Seele und die zentrale Gesetzmäßigkeit, dass sich der Mensch schon in der Kindheit und Jugend die Voraussetzung für seine Gesundheit im Alter schafft. »Wer in der Kindheit nicht beten lernt, kann im Altern nicht segnen«, zitiert Volker Fintelmann in seinem Ratgeberwerk »Alterssprechstunde« den Begründer der Anthroposophie Rudolf Steiner.

Diese Anschauungen beeindrucken durch ihre schlichte Kausalität. Sie stehen für ein Zusammenhangdenken, das Erklärungen anbietet für eine bisher unerklärliche Krankheit. Auch wenn die moderne Forschung sich dieser Betrachtungsweise verschließt, entdecken immer mehr Betroffene und Angehörige hinter dieser Sichtweise intuitiv einen Wahrheitsgehalt – auch, weil von Heilung die Rede ist.

»Alzheimer ist keine unheilbare Krankheit. Sie gilt nur als unheilbar, weil sie immer in ihrem Endstadium erkannt wird. Dabei geht dieser Krankheit ein zwanzigjähriger Prozess voraus. Sie beginnt zwischen dem vierzigsten und fünfzigsten Lebensjahr. Davon bin ich überzeugt. Wenn ein Arzt seinen Patienten wirklich kennt, ihn über viele Jahre begleitet hat, fallen ihm auch die zwanghaften Strukturen im Verhalten, die unbewussten Handlungen seines Patienten auf, die sich in Ticks und übertriebener Gewohnheitsliebe äußern. Er wird erkennen, dass sein Patient in seinem Bewusstsein nicht mehr richtig funktioniert, dass er unfrei ist und zwanghaft handelt, dass sich das

Ich dem Organischen untergeordnet hat. Hier gilt es mit der Therapie anzusetzen, bevor der Leib dominiert und die Seele zwingt, seine Alterungsvorgänge mitzumachen.«

Entscheidend für die Diagnose des Arztes seien nicht nur äußerliche Auffälligkeiten, die sich im Verhalten seines Patienten zeigen. Es gelte, die inneren Zwänge zu erkennen, die sich in Vorstellungs- und Denkzwängen zuförderst in Voreingenommenheit äußern. »Der Mensch fixiert sich auf sein Vorstellen, er bildet Vorurteile, er wird unfrei gegenüber neuem Denken oder Gedanken anderer. Daraus bilden sich Skepsis und Negativismus. Der Mensch wird engstirnig. Das Denken wird trocken.« So formuliert Volker Fintelmann die leisen Symptome der frühen, entscheidenden Krankheitsphase in seinem Lehrbuch »Intuitive Medizin«.

»Die Plaques sind nicht das Problem. Das Problem ist, dass sich das Ich, die geistige Individualität, gefangen nehmen lässt. Der Alzheimer ist eine Entpersonalisierung des Menschen.«

Die Therapie erfolgt mit Scleron, einem Metallpräparat, das zu 96,2 Prozent aus potenziertem Blei (D12) besteht. Es gilt in der anthroposophischen Medizin als Basismittel bei sklerotischen Krankheiten. Hinzu kommen Gingko und grüner Tee, deren nährende Wirkung in Studien an Bremer Kliniken untersucht und bestätigt wurde. »In der späteren, der körperlichen Phase helfen keine psychotherapeutischen Maßnahmen mehr. Hier muss die Ausscheidungsfähigkeit, die Stoffwechselfähigkeit des Gehirns, angeregt werden. Das Bild des Alzheimers ist doch ein ›Stopfhirn‹, das unfähig ist zu verdauen und auszuscheiden, weil es schwach und überfordert ist. Was also tut ein Organ, das nichts mehr ausscheidet? Es lagert ab. Alzheimer ist eine sklerotische, eine Ablagerungskrankheit.«

Volker Fintelmann spricht von einem Zeitungeist, der seit Mitte des 19. Jahrhunderts durch den Einzug des Maschinenzeitalters die Auffassung vom Menschen entscheidend bestimmt. Ein Menschenbild, dem die geistige Individualität weitgehend abgesprochen wird, das den freien Willen negiert und den *homo ludens* im Schiller'schen Sinne zu einer Produktionsstätte von Arbeit und Leistung, die ohne Kreativität auskommt, degradiert. »Das geht so weit, dass in der Hirnforschung heute tatsächlich geglaubt wird, dass im Gehirn ausschließlich automatisierte Prozesse ablaufen, mit deren Entstehung das Ich nichts zu tun hat, sondern lediglich äußerliche Reize. Das Gehirn wird betrachtet als eine Art programmierbare Software. Hier wird eine Orwell'sche Vision zum Teil Realität.«

Der Zuhörer versteht und kann es doch nicht glauben. Der Verstand möchte seine Ausführungen als esoterische Formeln abtun. Das Empfinden aber spürt die Realität, die sich hinter seinen Bildern verbirgt. Volker Fintelmann kennt diesen ambivalenten Zustand und rät, sich Zeit zu nehmen und nicht allzu schnell zu urteilen. Wichtig ist nur eins: nicht zu resignieren. Das wäre fatal. Dann würden wir sie verpassen, die große Chance, zu begreifen, was die rapide Zunahme der Altersdemenzen uns lehren will, nämlich dieses Wechselverhältnis zwischen dem Körper und dem Ich.

Es ist dunkel in seinem Büro in der Carl Gustav Carus Akademie, dem Institut für erweiterte Heilkunst, das Volker Fintelmann 1997 gründete und nach dem sächsischen Arzt und Naturphilosoph benannte. Man könnte jetzt eine Lampe anschalten oder eine Kerze anzünden. Eine Frage drängt noch auf Klärung: Walter Jens. Wie kann es sein, dass ein Mensch, der sein Leben der Rhetorik, der Philosophie und dem Denken widmete, wie kann es sein, dass dieser Schriftsteller an Altersdemenz erkrankte? »Das hat mich überhaupt nicht erstaunt. Der hat doch ausschließlich im rein Abstrakten gedacht. Haben Sie einmal eine seiner Vorlesungen in Tübingen gehört?«

Wieder eine dieser rhetorischen Fragen, mit der Volker Fintelmann den Einblick in sein Erkenntnisgebiet beschließt, ein Gebiet, das der Schulmedizin viel näher liegt, als zu denken man in der Lage ist.